仲圣平台书系

主编　葛闯

经方传承之柴胡桂枝汤

涂华新　著

全国百佳图书出版单位

中国中医药出版社

·北　京·

图书在版编目（CIP）数据

经方传承之柴胡桂枝汤 / 涂华新著 .—北京：中国中医药出版社，2023.6（2023.8 重印

ISBN 978-7-5132-8045-7

Ⅰ . ①经…　Ⅱ . ①涂…　Ⅲ . ①柴胡—桂枝汤—研究

Ⅳ . ① R286

中国国家版本馆 CIP 数据核字（2023）第 036343 号

中国中医药出版社出版

北京经济技术开发区科创十三街 31 号院二区 8 号楼

邮政编码　100176

传真　010-64405721

三河市同力彩印有限公司印刷

各地新华书店经销

开本 710 × 1000　1/16　印张 17　字数 240 千字

2023 年 6 月第 1 版　2023 年 8 月第 2 次印刷

书号　ISBN 978 - 7 - 5132 - 8045 - 7

定价　68.00 元

网址　www.cptcm.com

服 务 热 线　010-64405510

购 书 热 线　010-89535836

维 权 打 假　010-64405753

微信服务号　zgzyycbs

微商城网址　https://kdt.im/LIdUGr

官 方 微 博　http://e.weibo.com/cptcm

天猫旗舰店网址　https://zgzyycbs.tmall.com

如有印装质量问题请与本社出版部联系（010-64405510）

用好经方

造福百姓

张伯礼

作者简介

涂华新先生，河南南阳人。中医经方临床实战家，医圣仲景经方医学的实践者和传播者。据县志记载：唐河县涂氏祖上有涂金鳌（1760—1825）弃官从医，归里后以经方悬壶，被传为美谈。其对《伤寒论》造诣颇深，有《伤寒杂证》（两卷）及《杂症指途》《脉诀》《涂氏墨书》（三卷）等传世。因家学渊源，涂华新先生初入临床即以经方为专，临证二十余年来，诊病皆以《伤寒论》经方为主取效，数年间临床与苦读交替参研，于经方之学所悟日深，是以潜心坠入仲圣之门，并逐渐形成了遵循“原方原量原比例”这一运用医圣经方的基本特色。

涂华新先生在继承历代名家对《伤寒论》《金匮要略》诸方运用经验的基础上，发古今前贤之未发，在临床上对经方的落地性、实战性、高效性的应用实为首屈一指。因而其感叹道：“医圣所述《伤寒杂病论》广为人知，不为人识，特别是经方，医生不识其临证应用之奥秘真是一辈子的遗憾。”

重要的是，涂华新先生在厥阴病的临证探演上可谓独树一帜，犹如漫漫长夜里看到了黎明的曙光。其在吴茱萸汤、乌梅汤、泽漆汤、温经汤等方的脉、证、治上总结了可复制的、可挽急救危的经验，从而在临床应用中屡建奇功。

数年来，涂华新先生坚持以临床工作为主，并致力于经方医学的弘扬与传播，除临床带教外，常受邀赴各地投身“仲圣经方讲座”，计有海内外数万中西医师参与交流，并回到临床中运用获效，使“返璞归真，回归本源”这一运用医圣仲景经方“原方、原量、原煎法、原服法”的初衷落地，生根，开花，结果。

涂华新先生经方之用，溯本求源，谨遵仲圣先师之教诲。其在临证中常言“诊断时简单的问题复杂看，治疗时复杂的问题简单看”。以脉、证、治为着眼点，以方、药、量为基准，以煎、服、忌为细则拓展临床应用，从而开创性地给出了一条可以复制的中医临床诊、治之路。

本书简介

本书是“原方原量原比例”经方学派的代表、中医经方临床实战家涂华新先生的原创著作。以柴胡桂枝汤为例，精细入微地阐释了其运用医圣仲景经方“原方、原量、原煎法、原服法”的理论与实践。

全书主要分为上下两篇。上篇为“柴胡桂枝汤讲座实录”，系涂华新先生主讲的“经方临床实战讲座”现场实录，让柴胡桂枝汤方证之临证应用声情并茂、跃然纸上。下篇为“柴胡桂枝汤临证实验录”，以柴胡桂枝汤为例，通过临证 100 个医案的具体应用，详细阐释其“诊断时简单的问题复杂看，治疗时复杂的问题简单看”的临证特色。

刘 序

“原方原量经方派”之中医传承典范

天地有大美而不言，唯留医圣仲景盛名在人间。我想，每一位中医学子都会有这样的梦想：学用“经典中医”，跟师“临床大家”。

临床上“日诊百人”，教学上“弟子三千”，学术上“谨守经典”，三者皆具者，堪称中医传承之典范。

在我眼中，来自仲圣故里的中医名家涂华新老师，就是三者皆具的经方传承导师。

2019 年 11 月，我参加了一场由中国中医药研究促进会仲景医学研究分会主办的“经方名家论坛”。其中，中华中医药学会仲景学说专业委员会主任委员、北京中医药大学博士生导师陈明教授，《伤寒论讲义》教材主编、广州中医药大学博士生导师李赛美教授，山西中医药大学傅山学院高建忠副院长，以及来自仲圣故里——河南南阳的涂华新老师，分别为全场约千名医生做临床带教与学术报告。四大经方名师同台演讲，各显其能。涂华新老师以其“原方原量原比例”的鲜明学术特色，成为经方学界中的一面学术旗帜。

从中医学术流派的角度来看，当代不少经方家均具有个性鲜明、独树一帜的学术特色。

如果从辨证方法的角度来看，经方学派可分为综合辨证派与六经辨证派。大多数经方家运用的是综合辨证，六病辨证与其他辨证混用或单用的方法。而以临床家胡希恕、冯世纶等为代表的，则在临床几乎悉用六经辨证，力求辨证精纯，一以贯之。

按用方特色来分，经方学派可分为合病合方派与精纯原方派。大多数经方家倡导合病合方，综合治疗。而以经方家涂华新、李宇铭等为代表的，则倡导尽可能“力专效宏，单刀直入”，临床以不合方、少合方为特色，力求用方精纯，方向精确，以达到一发中的的效果。

作为“原方原量原比例”经方学派的代表人之一，涂华新老师从2014年以来，在全国连续举办近百场讲座，每期参加学习（含复训）的医生近千人。除了现场教学之外，涂华新还在“日诊百余人”的门诊现场进行“示范性手把手带教”，将经方传承全过程的教育做成了示范和榜样。

空谈误国，实干兴邦！

中医学术流派的传承，呼唤更多“躬身入局、日日精进”的开拓者。

是为序。

刘观涛

癸卯年仲春于北京

葛 序

初极狭　才通人　复行数十步　豁然开朗

本书作者涂华新先生，吾师也。先生常常自嘲，自号“一民”，普普通通一小民是也。然，先生却在平凡的岗位上做出了经天纬地的大事业。帮助众医林同道，开阔了视野，取得了成就，找到了中医自信和做医生的成就感。实为：眇乎小哉，所以属于人也，謷乎大哉，独成其天。

一片草地，对于牛羊来说是食物，对于画家来说是美景，对于诗人来说是境界。一片雪花落下，有人感觉冬天来了，有人想到春天还会远吗，有人在雪花上读出了生命的轮回。

经方，在不同人心里的感悟是不同的。当然对于不同的人，经方可以解决的问题也是不一样的。而《伤寒杂病论》所述方剂在吾师处的临证应用让老人找回青春，让孩子找回梦想，让男人涌动血性，让女人绽放柔情。

早在几年前，看到涂师华新先生应用经方救治诸多顽疾，覆杯而愈的情景时，突然想到五柳先生陶渊明的一句话，遂有感慨言：“经方之用，自仲圣以降，至吾师处始如陶渊明之《桃花源记》：初极狭，才通人。复行数十步，豁然开朗。”

曾听先生言：柴胡加龙骨牡蛎汤的临证应用相对较晚。为什么呢？

最早先生读《伤寒论》第 107 条：**伤寒八九日，下之，胸满烦惊，小便不利，谵语，一身尽重，不可转侧者，柴胡加龙骨牡蛎汤主之。**心中在想：哪里会有这样的患者，这么复杂的病情：胸满，烦，惊，小便不利，还说胡话，一身尽重，睡觉翻身都难。这样的情况恐怕一辈子也不一定能碰上一个。

有一天，来了一个患者：颈椎病，做过手术了依然未好，手术之后双腿肿，吃了很多药依然不好。

来诊第一次开了一周的药，无效。

患者又来，又摸脉，又开了一周的药，仍然没效。

两周没效，作为医者，先生的心慌了。为了不耽误病情，先生遂建议患者要不然换个医生看看。患者说："涂医生，我已经去了那么多地方都没好，我相信您。"基于患者的信任，先生又诊脉，又开了一个方子。但是先生回家后一想，两次都没好，这一次能不能好，还是一个未知数。这样是不行的，要对患者负得起这个责任呀！

疑难病就找仲圣先师呀，先生晚上又读《伤寒论》，读到："伤寒八九日，下之，胸满烦惊，小便不利，谵语，一身尽重……"诶，突然先生脑子里面灵光一闪：这个患者腿肿，腿肿的结果是什么呀？是不是腿沉呀？是不是走路、翻身像绑了沙袋一样？这腿像灌铅似的，很沉重，忽然一想，他两条腿肿和腿上绑沙袋，那不一个感觉吗？这不就是"一身尽重，不可转侧者"嘛！

想好后，患者再来，再看舌苔，再摸脉。可是那时候先生刚开始用柴胡加龙骨牡蛎汤，这个方子究竟是什么？不知道。因为《伤寒论》总共论及柴胡加龙骨牡蛎汤就 36 个字而已，脉象是什么样的，舌、苔是什么样的，其他症状是什么样的，有吗？一无所知。医圣在这里点睛不画龙，所以那时候先生就想：一身尽重，不可转侧，吻合柴胡加龙骨牡蛎汤证。

一周的时间，先生带着忐忑又期待的心情，希望这个患者来，又害怕他来。害怕他来了说无效，开药一个月了还无效，没法交差呀！又期盼着他来，如果见效了，那是经方的神奇呀！

后来，在先生充满忐忑又满怀期待的心情中，患者来了。这一次效果超级好，腿肿彻底消掉，浑身轻松。这是先生第一次用柴胡加龙骨牡蛎汤。从那以后，先生开始研究柴胡加龙骨牡蛎汤，为什么很多方子都不管用而它管用呢？本方证的体质状态是什么样子？舌、苔、脉、方证是什么样的？从思考到临证逐渐展开。也经历了从最初思考这个方子能解决什么疾病，到如今在什么样的方证前提下能解决什么样的体质问题这一过程。

现在，我们全国各地的师友拿本方去辨证论治，治疗了无数的常见病、多发病乃至于疑难病。无人不感叹：柴胡加龙骨牡蛎汤乃真龙也！

很多时候，我们面对经方、面对《伤寒论》的解读就像陶渊明《桃花源记》里面写的一样——“初极狭，才通人”，这个方子仿佛有那么一点用处，又很难明白如何用；“复行数十步，豁然开朗”，才知道在方证相一的前提下可以解决万千问题。

涂师华新先生在继承前人对柴胡加龙骨牡蛎汤运用经验的基础上，在临床上对柴胡加龙骨牡蛎汤的独创性应用可谓首屈一指。此方不再局限于治疗失眠、夜游、惊痫、发狂等疾病，而是在辨证论治（舌、脉、证）的基础上，广泛用于脑梗死、中风发作及后遗症、甲状腺肿大结节炎症、眼部视物障碍、心脏病及挽救部分心衰、贫血、白血病、紫癜、顽固性下肢水肿、腰腿疼痛、膝关节积液、手足口病、阴部湿疹、牛皮癣、神经性皮炎、小儿高热惊厥、妇人月经不调等百余种疾患。因而其感叹道：“医圣《伤寒杂病论》广为人知，不为人识，特别是经方，医生不识其临证应用之奥秘是一辈子的遗憾。”

我们临证应用的通调三焦的柴龙汤（柴胡加龙骨牡蛎汤）、上热下寒中痞的柴桂干（柴胡桂枝干姜汤）、太少两感的柴桂汤（柴胡桂枝汤）、厥阴病的吴茱萸汤、乌梅汤（乌梅丸）、万绿丛中一点红的泽漆汤、少阳热化的奔豚汤，乃至于多面方证的猪苓汤等，没有一个方子不是经历这么一个孤独、艰难、漫长，然后豁然开朗的一个过程。所以我们的《伤寒论》要读，要阅读，要“悦”读，要慢阅（悦）读。

我们每一个方子的应用过程，方证的标准、量的变化都有一个临证探研的过程和患者病情需要的过程。其实治病的过程就是鲤鱼跳龙门的思路，跳过去了，就是龙；跳不过去，摔得遍体鳞伤，依旧是一条鱼。

我们经方原方、原量思维就是鲤鱼跳龙门的思维。

用好经方，造福百姓。这是我们学习经方的目标，也是我们学习经方的意义。如果我们学的是屠龙之术，但是无龙可屠，又有什么用呢?

就像岳美中岳老说的：法崇仲圣思常沛，医学长沙自有真。我们从中医辨证，从经方辨证，六经辨证，四诊合参，观其脉证，知犯何逆，随证治之。一首经方，只要辨证精准，现代医学解决不了的、十年的瘫痪、药物过敏性皮疹、糖尿病、肾病、肿瘤、心血管淤塞、白血病等都有可能好转。

先生经方之用，方方效宏。治疗奇难大病，多不胜数。今书稿且论太少两感之柴胡桂枝汤，观其宽窄，论其长短，以与医林众同道共同探研之。倘若医者在本书稿中或启发一二，后续我们也将连载《伤寒杂病论》诸方之临证探研。其中不乏各种急、慢、重、奇、疑、危、重、难、恶之病的诊治思路，更亦有方证的详细解读与鉴别，势让诸君跨千年之障碍与仲圣先师对话，探《伤寒》之本来面目，知我中华医之本源，敬请期待。

癸卯年仲春　仲圣平台葛阔谨书于郑州

李　序

最美混血儿

此名一出，觉乎甚当。数年前，涂师华新先生赴马来西亚讲学，详论柴胡桂枝汤一日之久。从条文辨识、长沙方歌、临证举隅、患病之社会环境背景、方证分析与鉴别等全面阐述本方，徜徉其中，如痴如醉。竟叹，仲师之妙论，何其伟哉！是时，恰处异国他乡，处境而生其名：最美混血儿。

本方之用，不负其名。清·柯琴《伤寒附翼》桂枝二越婢一汤原文：

《金匮》越婢汤，麻黄、石膏、甘草、姜、枣，太阳病，发热恶寒，热多寒少，脉微弱者，此无阳也，不可发汗，故立此方。

“按本论无越婢证，亦无越婢汤，后人取《金匮》方补之。窃谓仲景言不可发汗，则必不用麻黄；言无阳，是无胃脘之阳，亦不用石膏。古方多有名同而药不同者，安可循名而不审其实也？此等脉证最多，宜用柴胡桂枝为恰当。”

“此等脉证最多，宜用柴胡桂枝为恰当。”读至这一句话，真觉乎神来之笔也。先前书读至此，疑窦丛生，当觉所示之方与所述之证无他关联。然常见涂师华新先生用柴胡桂枝汤治疗此等脉证既效且验，又确为事实。然经文凿凿，未敢轻易质疑错简。今读清·柯琴书叶天士序则觉疑惑冰释矣。二贤在此已解释为何不当用桂枝二越婢一汤。条分缕析令人信服，唯上文节录最后点睛之笔，惜字如金矣。仅此一句，缺少发挥，岂此处着墨柴胡桂枝汤过多似有喧宾夺主之嫌？后学无知，不擅长理论演绎，唯敢以随师临床学习运用柴胡桂枝汤之经历，以验“此等脉证最多，宜用柴胡桂枝为恰当”。

《伤寒论》第146条：**伤寒六七日，发热，微恶寒，支节烦疼，微呕，心下支结，外证未去者，柴胡桂枝汤主之**。本条文中“外证未去者”，实一语而道破天机。

本方所用剂量按吾师涂华新先生依仲圣论中原方原量原比例所订。若剂量大小运用悬殊，或面目全非式加减，恐难以此方讨论，诸君切记之。

在此插论一事，常言：“中医诊脉，一医一脉；或中医处方，一医一方，后又言不同方而治同病，变幻多端，无经验可循也。”余尝议此事，以为诸君之参。吾师华新先生诊脉，据多年临证经验并参其先祖涂金鳌大贤所著《脉诀》，均以双手诊脉，其布指方法为：

先以患者双手之桡骨茎突定其位，医者之中指找到患者双侧桡骨茎突后，往里一推，对应之脉位即得关脉。

医者之中指与患者腕后横纹的中点处即为寸脉，此中点处布下食指得寸。

尺在哪里布指呢？“关脉与尺脉的距离”等于“关脉与寸脉的距离”（即医者中指与食指之间的距离）。依此同等的“大小距离”，布下无名指，即得尺脉。

按此法布指再得其浮、沉、迟、数、弦、滑诸脉，岂有不一致乎？人当有高矮胖瘦之分，其脉之位亦当有长短左右之分。如若君之诊脉布指全凭感觉，得其脉准乎？抑或错脉之中心、抑或寸关尺混淆，当差之毫厘，谬以千里矣。当此时，无怪乎结果不一也！吾之师兄弟及跟师涂师华新先生之众师友皆以此标准察脉，标准当一致也。又按仲圣先师之教诲处方，结果均一，诊其一病，其脉、证、治无二也。所之为何？其纲为一也！

其柴胡桂枝汤之典型证候，已如条文所述，服柴胡桂枝汤常能一剂而解者多矣。临床运用此方最为多见者，虽主诉不一，但几乎均伴有神疲乏力困倦，初春乍暖还寒，初秋转凉尚热，季节交替，凉热过渡时段较多。纳差，或饮食尚可而食不知味，或胃脘处不适，腹中不舒。睡眠一般或略差，烦热，昏沉，兼有胸闷气短，惊悸，胸胁不快，喜叹息。肩背疼痛，关节疼痛，尤其以手指关节屈伸不利为多见。经来乳腺胀疼，少腹不舒，甚至月经量少而稀发。面色暗，青黄不泽，情绪偏低落，舌质暗红，舌苔正常，或略白腻，略黄腻。脉象以关脉弦而浮者为常，以沉缓、偏弱，或缓而稍沉，以关缓或沉缓，寸尺脉沉而不满指为兼。然仪器检查多无较重器质性病变，中年女性为多。此类病情多无严重影响社会生活之大碍，因而病情常可迁延日久仍能勉强度日，多处求医尚且乏效。何也？不识《伤寒》之理者多矣。

柴胡桂枝汤多能中的而有验效，其功用之奇不可小视。俗云："伤风不醒便成劳。"此风寒之邪，或趁人血弱气尽腠理不密而入，初时不觉，久则神怯乏力，杂症丛生，更加脉象沉微细缓弱，多以虚证论治，遍服补药，鲜少获效。此为邪气入于少阳之枢，正气因而不伸，又加太阳营卫失和，或中气不足，腠理不密，邪气闭而不出，正气绥靖不能理乱，因而见偏弱之脉。而用柴胡桂枝汤者，内清少阳以拒邪，外开太阳以驱邪。此处经验正合于先贤所述也。

当今之社会，劳心者众多，禀赋不强，熬夜恣饮，饮食不忌，寒温逆从，诸君细玩，此证此脉甚多，外感类内伤，似损非损，勿以虚弱而用补，犯此者，轻则久服无效，重则愈补愈呆，反增他证。然亦忌发散之用，均因寒邪之证犹在且宿疾已生也，此等症状之病，非此方此量莫可救也。

抑或体质基础尚好，而中邪风之气，误服退热之剂而致腠理紧闭，寒邪无路可出，乃至正邪交争之状常伴左右，因而出现休作有时、寒热往来之状，乃常年伴弦浮之脉象者为此耳，医者常常忽略其受寒之根本缘由，见症治症以致多方医治而乏效。此即为太阳少阳合病之枢机半利半不利之状态也。

有如上述所见，脉象浮弦者，不论有无发热，中午服药后啜热粥以助微汗者佳。为何啜粥？因其周身乏力之时，脾胃之功亦处乏力之状耳，热粥以助其药力也。此时脉见浮弦，若见于久病大病之中老年人，实际较脉象偏弱者难以治疗，因此时重大疾病之脉象浮弦，多为正气有徘徊颓废之象，而胃气似有败退之机，在吾师门诊处所见此脉证中的重大疾病以肺、肠道疾病为多。然此时生机尚在，积极治疗，恰当运用此方，结果亦较为圆满，有部分手术和或化疗后虚弱者可适当时机加入仙鹤草 60 ～ 120g 以补其虚。

又有脉缓偏沉，寸尺沉而不满指，尤以尺脉沉微弱无力为甚，兼见恶寒，身痛，手指关节强屈伸不利者，舌多淡白，柴胡桂枝汤加制附片 15 ～ 30g，常可三五剂而诸症大减。

又有反复发热，难以退热，微恶寒，见口苦咽干、纳差等柴胡证，又常兼扁桃体肿大、充血、疼痛，或扁桃体反复肿大疼痛而不发热，舌质偏红，舌苔黄腻不干燥，或略有发干，脉象弦数带滑，柴胡桂枝汤加连翘 60g，如无热加连翘 30g，常可一剂退热，或制止咽部红肿热痛之势。

又有宿疾常伴而感后咳嗽者，抑或咳嗽哮喘多年不愈者，多伴舌苔厚腻之状。遇此方证常加厚朴 30g、杏仁 20g，以去其积滞，也当可视为柴胡桂枝加厚朴杏仁汤之功用。此类患者多半不可下之，下之后则变症丛生，而选用行气助运之法，多良。

至于柴胡桂枝汤所能治疗之杂症颇多，难以详述，但以前面所述脉证者，选用此方，用之甚良。

总之，“外证未去”，是为医圣关键之语。当然，既说“外证未去”者必然隐含里证常伴之意。《伤寒附翼》作者柯琴，作序兼批注者叶桂，此二贤，实事求是，与随文释义，不依临床实际而强解经文者，不啻于云泥之别，实为仲圣之真功臣者。

读古人书，每有验于今者，初觉神交古人，洋洋自得，继则觉古人早已壁立高山，专为后来者指点迷津。噫！感古今为师者无私授业之大德，令后来学者精神流通，血脉震荡，于是学好经方之心历久而弥坚也。

吾师之用，发古今前贤之未发，谨遵仲圣先师之教诲，以脉、证、治为着眼点，以方、药、量为基准，以煎、服、忌为细则拓展临床应用，从而开创性地给出了一条可以复制的中医临床诊、治之路，诸君效法而用，不论何种疾病，在此处规范之下，均可效验。

仲圣先师诸方，方方皆为秘方，方方皆有回天之力。在吾师处常常听患者感言：涂医生，您上次开的几味药的方我吃了之后各方面都好了。

我也常想：非是吾师高明，而是吾师谨遵仲圣先师之教诲耳，然岂非高明乎？

壬寅年春　宛城唐县后学李鑫拜叙

从复杂到简单（代自序）

——《伤寒论》临证研读

很多年前，当我走出大学校门，初入临证的时候，我的一位同学就曾向我提出一个问题：中医流派这么多，咱们应该怎么学？我想了想，回答："一切为了疗效！虽然流派众多，但也是后人评的。中医经典之《伤寒杂病论》的著述人被尊为医圣，至少说明在中医临证这一方面，仲圣先师是无人能超越的。咱就步老爷子的后尘，遵照仲圣的指引乘胜前行好了。"

就这样，《伤寒论》开始逐步融入我的工作与生活。

初出门诊，困惑是很多的，尤其是前辈大家那些举重若轻、覆杯而愈的神奇，常常只是我们临证中可望而不可即的梦想。大学里学习的许多知识，与临床疗效之间仿佛有一道难以逾越的鸿沟。

问题的根源在哪里？

穷则思变。

山重水复疑无路，真的是穷途末路，医路难艰……

还好，我们这一代人赶上了好机遇。在困境中苦苦寻觅时，我们忽然发现：汉代的度量衡早已出土！那么医圣时代的方、药、量之本源，就有据可循，这就与大学教材《方剂学》书后所附的"历代度量衡变迁表"相近了。

在这之后，我们逐步摸索着把《伤寒论》中的方子按照汉代的度量衡来还原，从保守用量到半量再到全量，在摸着石头过河的审慎状态中逐渐走出了一条“康庄大道”。

我们经常想：医圣为我们流传下来的经方，究竟有着什么样的内涵？究竟能解决什么样的问题？临证应用的奥秘究竟是什么？而所有这些问题的答案，也只能在仲圣先师所述原方原量、原煎服方法的前提下才能找到。临证探研时，我们往往在常规治疗无效而反复确定辨证无误时直取仲圣原方原量、原煎服方法，不意竟然发现了一个前所未知的新天地。

例如对于脑水肿颅压高患者的治疗，当很多西医同道无解时，我们尝试在五苓散方证的基础上变散为汤（其方量标准：“猪苓∶茯苓∶白术∶泽泻∶肉桂 =3∶3∶3∶5∶2”），当猪苓剂量加到 60g 的量比时，问题居然迎刃而解：中风后脑水肿造成全身瘫痪的患者康复了，又重新能走路了；脑瘤患者原来用甘露醇加地塞米松都解决不了的脑水肿、颅压高、喷射性呕吐、水米不入、出不了 ICU 病房的，用上本量方可快速消除症状。

肺癌胸腔大量积液的患者，原来每天抽液近 500mL，用半量柴胡加龙骨牡蛎汤 1 周后改善，每天胸腔积液量减少到 150mL。既然有效无果，说明方向对而力量不够，乃更为原量方，柴胡用到东汉时的八两（125g），原方原量原煎服法，1 周后胸腔积液居然彻底消失……而中风后遗症的患者，原来屡治不愈的，辨为本方证时，径取《伤寒论》所述原量方，瘫痪 6 年之久的患者康复了；面对右半身不遂、小便失禁、语言不利皆达 10 年之久的患者，审为本方证，遂予原量方 2 剂，不意 10 年的小便失禁、语言不利居然治愈了，续服至 10 剂后，患者居然不用搀扶而扶拐走来了！追问而知服 7 剂后，瘫痪 10 年的腿居然能下地走路了！

此时方知“一剂知，二剂已”之神奇，尽在《伤寒论》中。而那一道难以逾越的鸿沟，竟然是跨越千年的“度量衡变迁”。

多年前曾有白血病患者因在历经输血、化疗后出现纳差前来求诊，我们也只是辅助治疗而已。后来有患者在走投无路时来登门求诊，我们详辨方证，在确定为柴胡加龙骨牡蛎汤证的基础上，径取原量方，不意患者竟快速好转，而后，患者外感后，当更方为柴胡 60g 的柴胡桂枝各半汤后却效差。患者无奈再转求他路时，我们回顾整个治疗过程时发现：关键时候，量无比重要，或将决定生死。此后引以为训，面对新的求诊患者，若诊为柴胡桂枝汤方证时，径取原量方，临证疗效大为改观，追访多例疗效可靠。像这样面对生死抉择之时，谈何容易！

诸如此类，经验多了，我们发现，《伤寒论》的奥秘之一就是：论治之时，医圣为我们传承的原方原量原煎服方法是疗效确切而又最安全的。所以，我们常说：治疗的时候，复杂的问题简单化，那怎么简单化呢？遵照医圣的传承——用原方，如是而已。毕竟医圣为我们传承了两百多首神妙不可思议的经方。以此为支撑，找到临证的解决途径是有路可循的。

当然，方，只是一个方面。

我们还有一句话：诊断的时候，简单的问题复杂化。

治病难，难在遣方。

诊病难，难在辨证。

方有了，证怎么辨？

其实这一点，《伤寒论》早就给了我们答案。

《伤寒论》六经为病诊治顺序，其实本身就是对这一奥秘的揭示。

《伤寒论》大论中，太阳病脉证并治居首，乃揭示我们临证时，面对三阳病，有表先解表，解表又当详辨表证兼变证、表证兼坏证；其次阳明病脉证并治、太阴病脉证并治，告诉我们里和则胃气复；少阳枢机，在表里的辨证基础上，不论正面辨识抑或排除法辨识，其当明了；少阴、厥阴，体质虚化，治疗恢复需假以时日，症消后尚需有固本治疗善后，方可安好。

所以，我们临证时辨证重六经，六经重解表。后期调体质，患者的康复效果相对就比较确切。

当然，简单的问题复杂化。倘若只工于理论想象，临证而不识证，简单的问题复杂化必将落于空话。怎么复杂？这就要求我们对《伤寒论》的研读要建立在临证的基础上，反复思辨、纠误，逐渐完善，多下功夫，方可做到。这就要有大量的精力与临证探研的付出。

如果做到这一点，那么，《伤寒论》将如“旧时王谢堂前燕，飞入寻常百姓家”。其方论也将成为我们上以疗君亲之疾，下以救贫贱之厄，中以保身长全，以养其生的“如意金箍棒”。

壬寅孟夏　经方后学涂华新

目 录

上篇　柴胡桂枝汤讲座实录

下篇　柴胡桂枝汤临证实验录

附　录

后　记

朱熹《观书有感》原文有载：

昨夜江边春水生，蒙冲巨舰一毛轻。
向来枉费推移力，此日中流自在行。

一艘轮船的驾驭由“枉费推移力”，至“中流自在行”，借助的是涨起的春水。各位老师如果把临证做得风生水起，也可以借助经方的力量在临证中“自在行”。我们由认识经方、探研经方、感悟经方，到最后拓展应用经方，一起去感受“会当凌绝顶，一览众山小”的境界。

这个过程中，其实我们对每一个方子的认识，刚开始都是拒绝的，后来发现没有想象中的可怕。在运用过程中，经方时常给我们带来一些惊喜，常常给我们带来工作中的成就感。

《伤寒论》146条：**伤寒六七日，发热微恶寒，支节烦疼，微呕，心下支结，外证未去者，柴胡桂枝汤主之。**医圣在这里给了我们什么样的启发呢？本书将从多个角度阐述本方，请诸君细品。

上篇

柴胡桂枝汤讲座实录

编者按：本部分内容为笔者开展的“经方临床实战讲座”现场实录，其内容采用通俗易懂的表述方式为大家娓娓道来。对本方及本方证的理解皆来源于临证实践，其中或有与后段书稿重复的医案及相关文意分析，其目的在于从不同的角度深入浅出，从而让本方、本方证及其临证应用跃然纸上。

引　言

有一首方子，就像我们身边的空气一样，时时刻刻都在，但是我们仿佛从来都没有感觉到它的存在。这首方子又像我们的身体一样，我们仿佛从来没有感觉到脑袋的存在，没有感觉到心脏的存在，也没有感觉到自己还有胳膊和腿。这么一首神奇的方子您可能一直都没有意识到它的存在，但当您面对患者的时候，您忽然发现它时时刻刻都伴随我们左右。它的神奇、它的魅力是无与伦比的，但是我们又总是“走过路过，轻轻错过”。

我们先来看一看，这么一首富有魅力的、神奇的方子，在临证中可以给我们带来什么样的惊喜。

第一部分　案例举隅

案例 1

患者男，12 岁，2021 年 6 月 28 日初诊。2019 年患混合细胞型经典型霍奇金淋巴瘤，已至四期。全身多发，侵犯双颈部、纵隔、双肺门、左腋窝、腹腔、腹膜后、左臀部肌间隙、双髂血管、双腹股沟淋巴结、脾脏和颅骨、躯干骨、四肢骨、骨髓。我们来看，两年了，经典型霍奇金淋巴瘤全身转移扩散。什么意思呀？全身长满了。怎么办？若单靠手术切除的话，全身转移扩散，难道需要全身各处都做切除吗？仲圣先师告诉我们：观其脉证，知犯何逆，随证治之。

如果看到这样一个情况，你会有什么样的感想？

这个患者才 12 岁，还是一个孩子呀。现在睡眠不好，吃饭还行，大小便正常。一看，指甲上没有小月牙儿，为什么呀？寒气太重所致。查：舌淡红、苔薄白，脉弦浮，右胁疼。遂遣方柴胡（125g）桂枝汤原量方。由于是典型的淋巴瘤，是癌症中的重症。加了制附片 30g、仙鹤草 60g。方中半夏用 120g，我们在这儿直取生半夏（洗），开 14 剂。

8 月 3 日复诊：右胁疼已止，吃饭、睡眠均可，纳少，有汗。查：舌淡红、苔薄白，脉弦浮。脉证仍在，续方 7 剂，这次从气机畅通方面考虑加了厚朴 30g、苏叶 30g。

9 月 14 日复诊：其父亲告知患者近日在郑州做 PET/CT 复查，显示全身病灶多处消除。查：舌淡红、苔薄白，脉弦浮数。续方 7 剂。

这是什么毛病？《伤寒论》第 1 条：**太阳之为病，脉浮，头项强痛而恶寒**。脉弦浮者，首先说明有表证。

其实，你会发现，我们感冒的时候，全身也会泛发疼痛、嗓子疼、颌下淋巴结肿大等。是不是很常见？这个患者患淋巴瘤，全身都是痛的。其实这就是中医辨证里的“表证（重感冒）”，当然轻重不同而已。幸运的是，他经过治疗之后，大有好转。

12 岁的孩子，患有全身转移的淋巴瘤，中医治疗效果显著，可以想象吗？如果没有亲身经历这类病例，假如你在临床中第一次碰到这样的病情，我们就是看着它是柴胡桂枝汤的方证，心里也会犯嘀咕：会有效吗？可以用吗？我们用实践证明，柴胡推陈致新，善于“砸烂一个旧世界，建设一个新世界”。仲圣先师在《伤寒论》中给我们这个柴胡桂枝汤，就像盗天火的普罗米修斯一样，给了我们这么一个无比神奇的方子。它所解决的很多问题，基本都是西医学没招儿的病症。

案例 2

我们再来看这位患者，男，66 岁，2021 年 7 月 13 日初诊。这个患者是什么情况呢？左肺小细胞肺癌、脑转移。癌症，如果西医检查的话，做病检的时候有一个重要的区分，那就是小细胞癌或者是非小细胞癌。为什么呀？小细胞癌的恶性程度非常高，有多高呢？这个病灶 15 天会复制一倍。比如说，这个病灶原来是 $1cm^3$，过半个月就变成 $2cm^3$，再过半个月就变成 $4cm^3$。所以小细胞癌的恶性程度非常高，预后不良。碰到小细胞癌的患者，我都会跟他家属沟通，我说：你对他好一点吧，他可能随时就走了。但是走之前，我们还希望他能活得质量好一点。这个患者，我给他摸完脉，把患者支出去，告诉他儿子：“老人家这毛病很重，你心中要有数。小细胞癌，西医学不管是放疗、化疗、手术，平均存活期是 4 个月。从常规角度来说，他能陪我们的时间已经不多了，尽量让他心情好一点。”他孩子心情非常沉重地点了点头。

我们再来看患者的具体情况：家属拿的检查报告显示是左肺小细胞肺

癌、脑转移，患者浑身没劲儿，咳嗽，嗜睡，干呕，大便干（三日一行）。查：舌淡红、苔厚腻，脉弦浮。遣方柴胡（125g）桂枝汤原量方。由于大便三日一行、偏干，直接加厚朴 30g、杏仁 20g，相当于小柴胡汤和桂枝加厚朴杏仁汤的合方，加仙鹤草 120g、制附片 30g。方中用生半夏 120g。

你看，桂枝加厚朴杏仁汤，它是一个枢转阴阳，解决了很多常见病、多发病的方子。所以我们在柴胡桂枝汤这个合方的基础上，把桂枝汤换成解决内有积滞、常伴舌苔厚腻的桂枝加厚朴杏仁汤。

7 月 22 日复诊：7 剂药吃完，患者走路有劲儿了，精神状态好了，大便日一行。仍咳嗽有痰，白天痰少。查：舌淡红、苔厚腻，脉双关弦浮。脉证仍在，症状好转，乘胜追击，续方 10 剂。

8 月 2 日复诊：患者不干呕了，咳嗽几乎全好了，走路稳健，吃饭也行。查：舌、苔、脉依旧。为什么呀？肿瘤这个毛病已经是痼疾了，病情是一点一点深入的，所以恢复也需要假以时日，续方 10 剂。

8 月 13 日复诊：患者精神好，纳好，呼吸略觉胸闷、有痰，大便每日 6 次。查：舌淡红，苔厚腻，脉弦浮。脉证不变，续方 10 剂。

8 月 24 日复诊：患者精神好，纳好，不嗜睡。咳痰好了，胸闷好了，大便日 4 ～ 5 次。查：舌脉同前。续方 14 剂。

9 月 8 日复诊：患者的姑娘陪着他来了，说：这两天老人到地里帮着老伴儿拔花生。因为现在我们那里正是收花生的时候，前一段连日阴雨，所以很多机械收割机不能下地，都是人工收花生。干了活后有点儿劳累，身上有点儿疼，又有点痰，嗓子有辣感。查：舌淡红、苔略腻，脉关尺弦浮。续方 14 剂。

9 月 23 日复诊：患者诉没有痰了，嗓子没有辣感了，下地拔花生，不觉得累了。患者自己说：涂医生，我感觉我已经没病了。

这个小细胞肺癌患者的治疗从 7 月 13 日到 9 月 23 日，历经不到 3 个月。像这样的重病，我们的第一目标是减轻痛苦，第二目标是改善症状，第三目标是延长存活，最终我们完美地做到了。

大家想一下：患者眠纳可，舌淡红、苔略腻，脉关尺弦浮，大便每日

1～2次。为什么中间会出现大便每天解4～5次？想一想。其实是体质逐渐好转的现象。我们知道，肺与大肠相表里。他是小细胞肺癌，而我们的桂枝加厚朴杏仁汤，是通过肠道把脏腑的邪气排出去的过程。

元气针灸创始人刘长青老师也讲了：我们人体是非常智慧的，当我们的身体不可避免地有一个损伤的时候，人体会很智慧地选择牺牲相对不重要的来优先保护重要的。比如，一个毛病，刚开始是腰腿疼，如果没好可能就变成肚子疼了，这就是由表及里了。

疾病的传变刚开始是在四肢，其次是六腑，再后来是五脏。比如，一个毛病刚开始可能是痔疮，如果没有治好，后来就可能是直肠癌。如果还没好，这时候你还没及时拦着，那六腑也会拦不住，就会跑到五脏上，可能就变成肺癌了。那么好病（疾病好转）也是这样一个反之的过程。

到了这一步，我们积极去治疗，虽然此患者已经在生死边缘了，但是，我们谨遵师训——观其脉证，知犯何逆，随证治之，完美地达到了预期的疗效。

案例3

我们看这一位患者，是他儿子陪他来的，76岁，2021年8月26日初诊，也是小细胞肺癌。胸腔积液，睡眠不好，纳差，气短而喘，小便不利，下午小腿肿胀，快走则气喘。查：舌淡红、苔略腻，脉弦浮。和上一位患者一样，但是症状没那么重，我就用了柴胡桂枝各半汤，加仙鹤草120g、制附片30g。

9月10日，家属打来电话，要求续方。9月23日，他儿子来看病，说他父亲精神好、吃饭好、睡眠好、胸闷已经减轻。而且他孩子特意说：涂医生，我爸刚吃这个药的时候他拉肚了，自己把药停了，后来又吃这个药就不拉肚子了，现在哪儿都好好的。

为什么拉肚子呀？这个方子里一种致使拉肚子的药都没有啊！跟上面谈的一样，其实这是患者体质好转的现象，把肺里的毛病从大肠排出去，这是一个正常的排病反应，也叫好转反应。比如你屋里有垃圾，第一遍扫一大堆出去，你再扫一遍就没垃圾了。所以同样一个方，这个患者刚开始服用，大便正常，吃到一定程度身体好转了，而大便一天 5 ～ 6 次，用到现在大便一天 1 ～ 2 次。同一个方、同一个人，我们前后对比一下就知道了，这是一个体质好转的反应。

这位小细胞肺癌的患者没有上一位严重，没有脑转移，我给他用了 20 剂中药后，他觉得身体哪里都很好。所以不要说这个病有多邪乎，关键是——观其脉证，知犯何逆，随证治之。

案例 4

我们再看这位患者，女，55 岁，新郑人，2020 年 12 月 28 日初诊。当年 7 月诊断为急性髓系白血病，经 3 次化疗后，身疼无定处，浑身疼。

在这里，白血病是主诉，但痛苦是身疼，吃饭、睡眠还可以。查：舌淡红、苔略腻，脉双关弦浮。一说急性髓系白血病，我们就没有犹豫，根据脉证，直取柴胡（125g）桂枝汤原量方。我们的临证经验表明，本方对于白血病的治疗，如果量小了是无效的。就像你拿着狙击枪打坦克是一样的，打而无效。我们直接用柴胡八两，用仲圣先师的柴胡（125g）桂枝汤原量方，加制附片 30g、仙鹤草 60g。

第一次患者服了 21 剂。到 2021 年 1 月 14 日复诊，患者身体仍然疼痛，但是活动之后身体轻松、活动后汗出、大便溏而次数多、痔疮痒。查：舌、苔、脉依然。续方 28 剂。

3 月 4 日复诊：2 月 2 日她去做的检查，报告显示血小板计数 183×10^9/L，已经是正常数值了。什么概念？对于白血病患者来说，血小板计数下降会导致大出血而危及生命，这也是此类患者主要的死亡原因。所以我们最主要关注的一个指标就是血小板数值。血小板回升，说明在我们治疗的过程中身体开始走向康复，危险得以解除。但是仍然身疼、头疼、腿酸胀，说明这个“感冒”有点厉害。吃了 7 个星期的中药，还是身疼、头疼、腿酸胀，和刚感冒的状态一样，大小便正常。从另一个方面也说明患者虽然病情很重，但是还有抗病的力量。查：舌淡红、苔略腻，脉弦浮数。大家看，依然是这一个脉证，体质仍需要改善，从《伤寒论》中脉证并治的角度来说，脉证不变，用方则不变。续方 21 剂。

4 月 23 日复诊：4 月 8 日检查，报告显示血小板 181×10^9/L，说明血小板数值稳定在正常范围了。眠纳可，汗少，大便一日 4 ～ 5 次，身疼无定处。你看，患者一直身疼，为什么？表证未解，“外证未去”呀！查：舌淡红、苔略腻，脉弦浮有力，指凉。续方 21 剂。

7 月 2 日复诊：化验查血报告显示一切指标正常。患者说：她在郑州治疗了 3 个月，医生说要化疗 6 个疗程，结果治疗 3 个月之后一看有点危险，医生赶快跟家属说患者病危，让抓紧时间拉回家去，动作快了还能跟其他家属见上一面。

拉回去了，家里人一看，觉得这位老大姐可能不行了，意识也不清醒了。这可怎么办呀？姑娘出于一片孝心，赶快买好寿衣，金戒指、金项链、金镯子全部都给她戴好了。结果都准备好了，没想到这位老大姐晃晃悠悠又醒过来了。醒过来一看，这手上金镯子很亮，金戒指很耀眼，脖子上还有梦寐以求的金项链。看见丫头说：姑娘，咋回事啊？这姑娘说：妈，您过生日的时候我们准备给您买的，当时没买，现在给您买回来了。您看，家属好心撒了一个善意的谎言，她没想到家属已经觉得她不行了。

她描述说：后来感觉好一点了，就到咱这儿吃中药，现在吃饭、睡眠好，脖子稍微有点疼。她用手按着肋骨下稍微有点疼，大便每天 3 ～ 5 次。查：舌淡红、苔厚腻，脉弦滑。说明表证已经解掉，外证已去，遂更方：28 剂柴胡加龙骨牡蛎汤去大黄加制附片 30g、仙鹤草 120g。

9 月 17 日复诊：9 月 16 日检查，报告显示血小板 186×10^9/L。大便 1 天 3 次、便溏，眠纳可。查：舌淡红、苔略腻，脉弦滑，胫肿。处方：14 剂柴胡加龙骨牡蛎汤加仙鹤草 120g（生大黄 15g、代赭石方）。

你看，这个患者经过 2020 年 12 月 28 日到 2021 年 9 月 17 日的治疗，一切正常。西医已经放弃了，她的家人都觉得她马上就到极乐世界去了。但是在我们中医这里一直治到正常，神奇吗？

所以说关键时候这个药量不仅是治病的，它更是救命的，可不慎乎？

案例 5

这位患者是江苏的，65 岁，2021 年 7 月 17 日初诊。右肺癌术后，左肺上叶磨玻璃样结节，其长径 6mm，乏力，汗多，睡眠不好，吃饭可以，大便可。查：舌质红、苔薄腻，脉双关弦浮，直取柴胡（125g）桂枝汤原量方，加仙鹤草 120g。方中用半夏 120g。

9 月 13 日复诊：睡眠好了，胃口好了，汗多，身上劲儿有点不足。查：舌淡红、苔厚腻，脉弦浮。患者要求续方 28 剂。

你看这位患者，直接要求续方 1 个月。很多患者到我这里，第一次开几剂药，好转了之后，第二次直接要开 1 个月的，有的人说开两个月的。我说，开那么多干什么呀？药也是需要阳光雨露、土地资源的，如果浪费了，它就是社会财富的浪费。您如果病好了，就不用吃了。即使再吃药，我们也是要观其脉证，随证处方的。

案例 6

我们看这一位患者，女，68 岁，唐河县城关镇人，2021 年 1 月 11 日初诊。双侧脑梗死、糖尿病并发症、高血压、冠心病，抬腿无力，但是眠纳可、二便可。查：舌淡红、苔厚腻，脉弦浮，指凉。脉弦浮是什么意思呀？从我们《伤寒论》的角度来看，这是一个太少两感，太阳、少阳合病的脉证。这种情况，直接遣方柴胡桂枝各半汤 4 剂，由于指凉，加制附片 30g；抬腿无力，加了有强壮作用的仙鹤草 60g。

1 月 15 日复诊：查舌脉同前。续方 7 剂。

1 月 22 日复诊：诉总共吃了 11 剂，腿比以前有劲儿了，脚能抬起来了。查：舌脉同前。我就跟她说，因为快春节了，我把方子调整一下，让她好得再快一点。

脾主四肢，脾主肌肉。患者脑中风之后，糖尿病并发症、高血压、冠心病，抬腿没劲儿。所以我们柴胡直取八两，取脾胃之数，遂遣方：柴胡（125g）桂枝汤原量方，4 剂。

1月26日复诊：患者自述，这4剂药吃完，脚能抬起来了，腿更有劲儿了。原来干点活就背疼，疼的时候要赶快服速效救心丸，然后背疼才有所减轻。什么意思呀？他背疼是心脏病引起的。原来夜间要喝上一暖瓶水，现在口渴减轻，大便正常，夜尿频。查：舌脉同前。续方3剂，到1月29日复诊时，背痛近愈。

什么意思？心脏好了，全身有劲儿了，腿走路有劲儿了，能快速跑步了。当时给我们指导工作的师友（跟诊学习的医生朋友，下同）都看到过这位老大姐。

脑中风后遗症的患者，我们的首要目标是让患者能跑步，能小跑。这个患者能快速跑步了，说明我们的目标达到了。患者自己说手背的皮肤又白又润了。查：舌淡红、苔略腻，脉弦浮。续方3剂收工。

中风，为风所中也。我们一说中风后遗症，你会不会想到：中风者，为风所伤也，“感冒”也，外感使然呀！中风后遗症又是什么呢？从某种程度上是不是可以理解为“感冒后遗症”而已。所以我们用柴胡桂枝汤把患者双侧脑梗死、走路没劲儿以及心脏病都治好了。

所以说，总是治不好的心脏病，总是治不好的胃病，总是治不好的中风后遗症，我们有没有考虑到是“为寒所伤”？有没有想到是“外证未去”呢？

案例7

这个宝宝，10岁，安徽人，2021年1月22日初诊。经医院检查诊断为急性髓系白血病，M5型。同时伴重症肺炎，脓毒血症，继发凝血功能障碍，脑梗死，鼻窦炎。1月19日在当地查，报告显示血小板39×10^9/L，而且这个数值还是输血之后查的，没输血，那情况更危急。乏力感明显，10岁的小丫头来诊的时候喜欢靠着东西坐，相当于是浑身无力，吃饭、睡眠尚可，大便两日一行，手心发热，容易出汗。查：舌淡红、苔略腻，脉弦浮，手温热。手心发热容易出汗，说明内有积滞，有桂枝加厚朴杏仁汤证。一说白血病，根据脉证，直接遣方：柴胡（125g）桂枝汤原量方加厚朴 30g、杏仁 20g（小柴胡汤合桂枝加厚朴杏仁汤），加仙鹤草 120g、葛根 120g、制附片 30g。血小板低的，常规加仙鹤草 120g。

这个小患者，10 剂药吃完，到 2 月 1 日复诊时，诉 1 月 31 日检查，报告显示血小板 $63\times10^9/L$。上一次输血之后血小板数值为 $39\times10^9/L$，现在不输血数值是 $63\times10^9/L$。家属感觉患者一切皆好，汗少了，精力增，大便日一行。查：舌淡红、舌尖红点，脉弦浮。续方 28 剂。

因为她家在外省，跑一趟路费就要不少钱，所以她家长一次就要开 1 个月的中药。你看，第一次要 10 剂，效果好了直接要 1 个月的量。

3 月 2 日复诊：诉 3 月 1 日检查，报告显示血小板 $121\times10^9/L$。什么意思？（100 ～ 300）$\times10^9/L$ 是血小板的正常范围。好，这个患者经过一个半月，共 6 个星期的治疗，检查显示血小板恢复正常。手心仍然热，纳好，白细胞 $28\times10^9/L$，有点高。白细胞高是什么意思呀？现代医学检查白细胞高，说明什么？一般是有细菌性感染。所以她之前合并脓毒血症，就是因为合并有细菌感染。但是我们中医不管细菌还是病毒，我们只管人，只管身体，那细菌也是在人身上的，病毒也是在人身上的，体质好了，所谓的细菌、病毒，自然不复存在了。

这个患者经过我们用中药调理，身上有劲儿了，能到处跑着玩儿了。家属表述：眠纳好，二便好，感觉都没病了。查：舌淡红、舌尖红、苔厚腻，脉寸关浮。仍然是“感冒”，续方 28 剂，从此临床治愈。

你看此患者刚来的时候，急性髓系白血病、重症肺炎、脓毒血症、继发凝血功能障碍、脑梗死、鼻窦炎，输血之后血小板数值是 $39\times10^9/L$，经过 3 个月的治疗时间，血小板达到正常数值。这就是经方的优势，不到园里怎知春色如许？只有在临证中你才能感受到它的魅力。我们常说，《伤寒论》广为人知，但是真的碰到这样的患者，你想到经方了吗？你认识这个方证了吗？我们千万不要“走过路过，轻轻错过”！

有一次我听刘长青老师的元气针灸讲座，当时我和葛总走到电梯口，一位师友拦着说：涂老师，想请教一个问题，我有一个患者，我辨证就是柴胡桂枝干姜汤证，给他吃了，却一直没效果。我当时听了，有点纳闷，观其脉证，知犯何逆，随证治之，居然没效果？但总感觉哪里有一点儿不对，这肯定有特别的地方。我跟葛总说：你问他，他用的方子中柴胡用多少？葛总就问：请问老师，您方中柴胡用了多少？他说 12g。什么意思？假如您早饭吃了一粒花生米，挺香的。到中午了，你找葛总投诉，说你们饭店的饭不挡饿，饿了我半天，我都饿得头晕、浑身发抖，都低血糖了……呵呵，一笑了之吧。

真的是饭不挡饿吗？关键是你给了我一个错误的信息：有时候你用的那个可能根本就不是经方，你就不要告诉我是这个经方没有效果，你说的这个结论和前提都是错的。建议大家读一读陈修园的《劝读十则》。

如果这个方子少一半量，像那个骨肉瘤的小伙子，后来他肺上的毛病就加重了。我们用到原量方的时候，他再去上海检查时身上的毛病大的变小了，小的变没了。所以这个量的问题不是说涂医生要给他用柴胡 125g，是他的身体告诉我们八两（125g）能好转，能救命。如果柴胡用到 60g，他的毛病就不能得到有效的控制，更别说治疗了，一旦病情发展到一定程度就有可能危及生命，他可能就会死掉。不是我们要用这个量，而是他的身体告诉我们他需要这一个量。同时这也从侧面证明了《伤寒杂病论》原本面貌的无穷魅力。

案例 8

我们再看这位患者，70 岁，2021 年 6 月 18 日来诊。什么问题？食管癌，吞咽障碍，面条、稀粥能吃，馒头咽不下，近 4 天浑身没劲儿，总是想睡，不想吃饭，大便溏，双胫肿。查：舌淡红、苔薄白，脉浮弦。什么情况？“感冒”了，“鼻子不透气”。我们是鼻子不透气，他是嗓子“不透气”，如是而已。

好，你还别说，这个“感冒”有点儿重，已经吃不下去饭了，“嘿嘿不欲饮食”，嗓子“枢机不利”。遣方：柴胡（125g）桂枝加厚朴（30g）杏仁（20g）汤，加仙鹤草 120g、制附片 30g，由于是肿瘤，方中用生半夏 120g。

6月30日复诊：诉能吃一大碗饭了，身上有劲儿了，原来凳子都拿不动，现在能拿着凳子出去转转了，腿也不肿、脚也不胀了，大便1～2日一行。查：舌淡红、苔薄白，脉弦浮。续方7剂。

食管癌，你要问癌症怎么治？用白花蛇舌草、半枝莲吗？或者来6个疗程的化疗？非也。也许化疗完之后这个患者直接就“驾鹤西去”了。

我们观其脉证，脉弦浮，一看，受凉了，重症“感冒”，知犯何逆，遂遣方柴胡桂枝汤，好了。吃完本方之后患者能吃饭了，“鼻子透气了”。我们是鼻子透气，他是“嗓子透气了”，如是而已。

案例9

我们再看这位患者，男，67岁，2020年10月12日初诊。胰腺癌，梗阻性黄疸，脸黄，眼黄，身体消瘦，坐站无力，家属搀扶着来的，打嗝儿，能吃一碗饭，白天不精神，晚上睡不着，大便量少、次多、不畅，小便正常，腹痛。查：舌淡红、苔薄白，脉弦浮，指凉。胰腺癌，怎么办？胰腺在我们肋骨的下边，胰腺癌在哪儿？在胁下，是不是“心下支结”呀！脉弦浮，遂遣方：柴胡（125g）桂枝汤原量方加减。小柴胡汤方八法加减里面有“胁下痞硬大枣除，牡蛎四两应生杵”。胰腺癌正是胁下痞硬，我给这位患者的方子里面去大枣加牡蛎60g，又因为患者指头凉，有一点少阴倾向，加制附片30g。让患者照法煎服，且看疗效如何。

10月16日复诊：患者诉睡眠好转，白天有精神了，肚子疼的情况差不多好了，大便比以前好转，打嗝儿也差不多好了，精神状态好转，吃饭正常。查：舌淡红、苔薄腻，脉弦浮，指凉好转。续方10剂。

10月28日复诊：患者脸不黄了，眼不黄了，肚子疼基本好了，精神振奋，东西吃到嘴里有味儿了，打嗝儿也好了。他高兴地跟我说：涂医生，我前两次是租车来的，第一次是躺着来的，第二次是坐着来的，今天我自己开着三轮车来了，我把这个租车的钱都省了。

肝癌是“癌症之王”，胰腺癌比“癌症之王”更厉害，是“王中王”。但是对我们而言，观其脉证，“感冒”而已。查：舌淡红、苔薄白，脉弦浮，指烫。续方4剂。

11月9日复诊：患者吃饭、睡眠均好，大小便也好。眼白不黄了，肚子疼好了，稍微有点肠鸣。查：舌脉如上。续方5剂。

你看，治疗胰腺癌居然用一个治“感冒”（太少两感）的方子，把所有的症状都消除掉了。原本躺着来的患者，我们两次中药用下去，居然自己开着车，带着老伴儿来了。

这位患者有点儿倔，为什么呀？其实人都想活着，谁都想活得好，但是农村人钱来得不容易，很多人能忍则忍，觉得好一点儿了，就不想让孩子给他再花钱，其实是心疼孩子。所以每次他老伴儿说再给你开几剂药吧，他总是说我都好了，还吃药干啥呢？每次开药时他老伴儿总得跟他“吵半天架”。今年还断断续续来诊几次。

大家看，这个患者原来看着都快不行了，我们用柴胡桂枝汤治疗，患者能基本恢复到和正常人一样的状态。我们常说：经方要让患者有质量、有尊严地活下去。咱们是不是做到了？

案例10

我们来看一看这位患者，女，53岁，2021年5月26日初诊。卵巢浆液癌术后。化疗后眠差，乏力，纳可，大便可。查：舌淡红、苔厚腻，脉关略弦浮。

曾经有一位男患者来了跟我说：涂医生，我活不了了。我说咋了？他说医院诊断我的肚子里是浆液癌。我说浆液癌有啥特殊的？他说医生说了，它就像鼻涕一样，流到哪儿粘到哪儿，粘到哪儿长到哪儿。我说这病我没有，他没有，为啥你有了？是不是你身体有毛病了？你现在鼻子里没鼻涕吧，感冒了是不是有鼻涕了？把感冒治好是不是就没鼻涕了？你得把它看成你肚子“感冒”了，在那儿一直流鼻涕不就行了？后来老大哥儿在我这里治疗，基本治愈。

再说回这位老大姐。肚子“感冒”了，妇科“感冒”了，一直“流鼻涕”。一说癌症，咱也告诉她，这个毛病有点儿重。慢性病3个月1个疗程，后面还有一句话，连用 3 个疗程。

遣方：柴胡桂枝汤原量方 5 剂。胁下痞硬，病在卵巢是不是在胁下呀？也在胁下。去大枣加牡蛎 60g、仙鹤草 60g，方中用半夏 120g。为什么加牡蛎啊？这是腹腔卵巢浆液癌，“胁下痞硬大枣除，牡蛎四两应生杵”。所以对于这个胸胁往下的肿瘤我们通常去大枣加牡蛎 60g。大家注意啊，这是小柴胡汤方后面的加减法。

6 月 10 日复诊：患者自觉全身轻松。化验检查：原来癌胚抗原 125ng/mL，这 5 剂药吃下去变为 30ng/mL。是不是身体好转很快？查：舌淡红、苔略腻，脉弦滑，续方 7 剂。

案例 11

那咱们再看一看“癌症之王”是如何治疗的。患者男，62 岁，2020 年 7 月 6 日初诊。肝癌，乏力数月，纳差，大便 5～6 日一行。查：舌淡红、苔厚腻，脉弦浮有力，指凉。一看是什么？“感冒”，这个人是肝脏“感冒”。遣方：柴胡桂枝各半汤 7 剂，加制附片 30g、仙鹤草 60g。

7 月 13 日复诊：患者自述胃口好了，原来路都走不动，现在腿有劲儿了。原来花了十几万，饭都吃不下，在您这里吃了 7 剂药，才花二百多块钱，好了，能吃饭了，大便也正常了，右侧头疼也好了，我现在就像没有什么病一样。查：舌淡红、苔厚腻，脉弦浮。乘胜追击。因为方证依然，续方柴胡桂枝各半汤加制附片 30g、仙鹤草 60g。

案例 12

我们来看一看这位患者，女，79 岁，唐河县城关人。2021 年 10 月 18 日初诊。宫颈癌Ⅲ b 期，检查显示宫颈菜花状，阴道水样血性分泌物量多，睡眠可，胃口还可，二便可，口干、苦。自述浑身没劲儿，就像干活儿累了似的。查：舌淡红、苔略腻，脉右寸关弦浮。在这里这个弦浮脉就告诉我们，病入少阳，浮则兼有太阳表证。我第一次给这个患者开了 4 剂柴胡（125g）桂枝汤原量方，这个毛病有点儿重，当时我给用的是生半夏120g，加制附片30g（病痰饮者，当以温药和之），同时还加了败酱草120g（仲圣先师在《伤寒杂病论》中对于慢性病的治疗有一首薏苡附子败酱散）。病情为什么慢性化啊？因为体质出了问题，这宫颈癌非一日所得，时间长了，再加上年龄79岁，所以这就是伤寒六七日，一个病情迁延化的表现。她是宫颈癌Ⅲb期，现在哗啦哗啦流血水，怎么办？情况很严重，西医是要马上做手术的，然后放疗、化疗。但是这位患者不想做手术，也不想做放疗、化疗，她想保守治疗，那怎么能把这个问题解决掉呢？我们到底能不能帮助她？怎么帮助她呢？“观其脉证，知犯何逆，随证治之”。

10月21日复诊：患者自述：服两剂后，阴道渗出物消失，服3剂后，自觉就像没病一样，身上劲儿不足好了，吃饭睡眠都好，大便略溏，第4剂已经泡上，还没有煎煮。你看，吃了两剂药，症状消除，3剂药后感觉就像没病一样。查：舌淡红、苔略腻，脉寸关弦浮。续方4剂。

10月26日复诊：一切皆好，自述如无病一样，精神好。查：舌淡红、苔薄腻，脉寸关弦浮。续方3剂。

10月29日复诊：眠好、纳好、身体好、精神好，大便日3次。查：舌淡红、苔薄腻，脉弦浮。续方3剂。

11月8日复诊：自述，一切皆好，又开了3剂药。其间曾经建议她到医院做一个复查，检查显示菜花样的病变已经消掉。

本例患者，宫颈癌哗哗流血水，两剂中药后症状消除，3剂后患者自己觉得和没病一样，一直到现在哪儿都好。所以我们就用经方帮助患者做到有质量、有尊严地活着。如果做完手术后患者出现严重术后并发症，那么这个人虽然活着，但有可能生不如死，如果那样，真不是我们所希望的。

有一种病通常得了大概率预后都很差，大家说什么病啊？大家都知道，是癌症。但那么多癌症，得了就一定会结束生命吗？我们城关有一位老大姐，乳腺癌，在南阳市里治疗到不再接诊了，让她到郑州，郑州不接诊了让她回家去，说病没法治了。可是到现在，在我们中医科断断续续已经治了9年了，人还好好的。谁说得了癌症必然无药可救。只要有命，必然有终结。这一点我们生来都知道，我们的人生最终必然要结束，但是生命的过程一定要精彩。活着不要生不如死，我们不能活在放弃和无奈的状态中。然而，什么才能让我们活得更有价值呢？或许是中医吧！

其实癌症呢，它就是一个“伤寒六七日”的状态，很多时候就是一个慢性“感冒”。我们为什么要有医学？为什么要有中医？为什么要有经方？就是要帮助大家解除痛苦，让大家有质量、有尊严地活着。

扎根中国千年的古方有着人所不知道的力量，而这力量每一位医者都应该拥有。

案例13

我们来看，这位患者很特殊，女，17岁。2021年11月12日初诊。她是一名高三的学生，反复腹痛，多处求诊未愈，老师建议先休学治病。就诊时诉：吃不进、睡不着，大便不畅、偏稀、每天1～2次，右下腹痛，但是去检查没有发现明显器质性病变，怀疑阑尾炎，但是检查却又没问题。西医诊断为肠神经官能症。不知道啥病，怎么办呢？查：舌淡红、舌尖红点，左关脉弦浮，易呕。这个患者我给开了5剂柴胡桂枝各半汤。因为这个小女孩儿阳气不足，我就加了制附片30g，加了有强壮作用的仙鹤草60g。也有很多老师说：用党参的时候配上仙鹤草和用人参有同样之功效。

11月16日，患者的母亲来述：回去煎药服一次即好转，连服两天病情近愈。因为高三了，关系到以后上大学的事情，所以家长着急，想让学生赶快到学校上学去，但是周一上学之后送药不便怎么办？就把剩下的3剂药拿到药店，用煎药机代煎封袋儿，让她女儿带到学校里喝。谁知道这个代煎的药，她这丫头喝完之后肚子又开始疼了，晚上给她妈打电话“哇哇”地哭，她妈妈跑来找我。一说这事儿，我就知道了。怎么办？我说：煎好的两剂药不要喝了，我再给你开3剂，回去自己煮，煮完之后，拿个保温瓶送去给姑娘喝。

11月18日，家长来述，还是这个方，自己煎的3剂给她姑娘喝完之后一切皆好，又跑来拿了5剂药，这个小姑娘就完全好了。你看，我开的药，我摸的脉，患者一吃好了，但是还是我开的药，她拿去让煎药机煎煮，一吃又厉害了，而药还是和原来一样的，为什么呢？如果家长不告诉你她拿煎药机煎了，却来说：涂医生，我姑娘吃完您开的药，今天肚子又疼得哇哇叫。那么我是不是会想：脉摸错了？我辨证错了？你自然也不会知道哪里出问题了。你看还是这个方子，还是这几味药，我们药房里又给他重新抓了3剂，机器煎的一喝肚子疼了，这自己煎了一喝就好了。所以仲圣先师所述的煎服方法也是非常重要的。这个病例分享出来就是要告诉大家，这个原方原量原煎法，只煎一次分三顿喝很重要，不要随便拿普通煎药机煎，有时候患者没好不是咱医生的问题，是他煎药的问题，要注意这个事儿。细节决定成败。

案例14

这一位患者，男，67岁，2020年11月3日初诊。检查出食管癌4个月，化疗一个疗程之后，食管下段低分化鳞癌，侵及贲门，腹腔及腹膜后淋巴结转移，纵隔多发稍大淋巴结，伴高血压、冠心病、脑梗死后遗症。2012年患脑梗死后，语言略謇，说话有点儿不太清楚。左手多年前被虫咬后造成肌萎缩，不能吃饭，半流食，容易打嗝儿，大便数日一行，小便不畅、插尿管，眠可。查：舌淡红、苔光剥水滑，脉双关弦浮，指凉。根据舌、脉、证，我就开了柴胡（125g）桂枝汤原量方，在这里柴胡桂枝汤又加了厚朴30g、杏仁20g，相当于小柴胡汤与桂枝加厚朴杏仁汤合方，取一气周流，气血畅通，升降相因之意。同时加了仙鹤草60g，又因为它是食管癌，病痰饮者，当以温药和之，故加了制附片30g。

11月5日复诊：患者大便原来是数日一行，现在一日一行。吃东西好了，吃馍不用泡，能咽了，身上有劲儿了，还有点咳嗽。查：舌淡红、苔薄白，脉弦浮。续方28剂。

你看，我们治疗这个病症，食管癌，肚子疼，“治心腹卒中痛者”，他都疼了好长时间了，你想到了吗？所以《伤寒杂病论》要多读。

案例 15

这个是外地的一位患者，女，52 岁，2020 年 5 月 19 日初诊。乏力，身不能站，她过来在我门诊上候诊，轮到给她摸脉的时候，她老公就把她抱到我的诊断桌前，为什么呀？她走路都走不动了！查：舌淡红、苔薄白，脉弦浮，指凉。遣方：两剂柴胡桂枝各半汤加仙鹤草 60g、制附片 30g。偏虚的患者，我们常加制附片 30g，仙鹤草常规是 60 ～ 120g。

5 月 21 日复诊：乏力减，走路有力，精神好转。你看，第一次她老公把她抱过来，第二次就自己走过来了。查：舌淡红、苔薄白，脉弦浮，指凉。续方 14 剂。你看看，两剂药精神焕然一新。“偏重柴胡作仔肩”，仲圣先师果不欺我也。

案例 16

这位小患者，15 岁，山东人，2019 年 7 月 4 日初诊。家人代述，患者自 2019 年 3 月开始发热，多处求诊未愈。现来河南求治，现证：乏力、纳差、无汗、大便每天 3 次。查：舌淡红、苔厚腻，脉弦浮、右寸浮紧，指凉。我给他用了柴胡葛根汤（本方相当于小柴胡汤和葛根汤的合方）7 剂。

7 月 17 日复诊：仍然发热，体温 37℃，纳偏差，大便日一行。查：舌淡红、苔厚腻，脉弦滑略数。更方：大柴胡汤 7 剂。我考虑他患病时间长了，从山东来一趟不容易。又处一方：柴胡肉桂干姜汤 7 剂，并交待家属，这次 7 剂吃完如果不发热了，就吃后面开的这个方，健脾胃、固本。

他是 2019 年 7 月 4 日初诊，2020 年 7 月 16 日，我们一位山东师友跟诊的时候和我谈到这个病例，他说：那个患者到北京去花了三十多万元都没好，我把他介绍到您这儿给治好了。我说：你赶快问问那个患者叫什么名字。他把名字问出来后，我查出来这个病例了。在我们中医科，用经方 21 剂就好了。所以咱这一剂的疗效比他在其他地方花的一万块钱管用，而且是好了。后来我们这位师友第二次到我们中医科跟诊时，又提起这个病例，说患者当时实际上吃第一次药感觉都好了。因为他花了三十多万元都没好，所以就不放心，又来看第二次。你看，这都三年了，挺好。

案例 17

这一位患者 52 岁，低热 3 个月，2020 年 9 月 29 日初诊。吃不进饭，双股骨骨梗，下段骨梗死，甲状腺术后 30 年，甲状腺弥漫性损害。查：舌淡红、苔厚腻，脉弦浮，指凉。用了柴胡（125g）桂枝汤原量方 3 剂，加仙鹤草 60g。

10 月 2 日复诊：自述服 1 剂后，低热即停。发热久治不愈为何一剂安好？我们每一个人都要认真思考一下。

案例 18

我们再看这一位患者，女，68 岁，2021 年 1 月 11 日初诊。双侧脑梗死，糖尿病并发症，高血压，冠心病，背疼，抬腿无力，眠纳可，二便可。查：舌淡红、苔厚腻，脉弦浮，指凉。遣方：柴胡桂枝各半汤 4 剂，加制附片 30g、仙鹤草 60g。

1 月 15 日复诊：查：舌脉同前。续方 7 剂。

1 月 22 日复诊：腿比以前有劲儿了，脚能抬起来了。查：舌淡红、苔厚腻，脉弦浮。双侧脑梗死这种病症，我考虑既然用上方有效，为什么劲儿不够呢？是量不够！然后更方：柴胡（125g）桂枝汤原量方，方中用赤芍。

1 月 29 日复诊：背疼近愈，身体好多了，腿走路比以前更有劲儿，能跑步了。在我们中医科我让她跑，跟正常人一样。还是那句话，我们对中风后遗症的一个基本目标是要求能跑步。查：舌脉同前。续方 5 剂。

2 月 3 日复诊。背不疼了，身体状态好，能快速跑步。我让她跑一下给我看看，然后她在诊室里跑得可快了。你看，半量方有效，原量方可以快速痊愈。她之前为啥跑不动啊？其实是“感冒”了浑身没劲儿呀，寒则收引呀！这个是中风后遗症，是本方的舌、脉、证，所以就径取本方。

案例 19

这位患者 15 岁，2021 年 9 月 17 日初诊。诉胸口闷疼，脸上有痘，打嗝儿，全身乏力，流鼻血。查：舌淡红、苔薄白，脉弦浮，手凉。遣方：柴胡桂枝各半汤加制附片 30g、仙鹤草 60g。

9 月 23 日复诊：胸口闷已停，纳一般，仍乏力，手不凉了，大便干。查：舌淡红、苔薄白，脉弦浮略数，续方 10 剂。

10 月 15 日复诊：胸闷胸疼近愈，脸上痘好了，打嗝儿好了，身上劲儿也足了，大便不太干了，写字时容易心慌、烦躁。他母亲这才告诉我：涂医生，我们这个毛病到哪儿都治不好。到上海去了，检查后，医生说检查显示没病，所以没开药、没治疗。后来到我们这儿，给开了 4 剂药，胸闷好了。查：舌淡红、苔薄白，脉弦浮。续方 7 剂。这是最后一次来吃药，这个方开完之后，患者母亲说：涂医生，我们这孩子因为胸闷、胸疼，一直没地方治，这也休学 1 年了。现在虽然去上学了，可是班主任担心他的毛病，不让他上体育课，不让跑步，体育加试也不让参加。涂医生，能不能给我们写一证明啊？

你看，仪器检查没病，我们一摸脉，再辨方证，确定是柴胡桂枝汤证，关键是——知犯何逆，随证治之，结果：好了。

包括上面谈的那个肚子疼的，也是一学生到处治疗，他也检查不出来毛病，为什么呢？

案例 20

这是 2021 年的病例。患者是脑梗死后遗症，血糖高，浑身没劲儿，吃东西不知道味儿，背疼，胸闷，哈欠，口水多，大便干。查：舌淡红、苔厚腻，脉弦浮。遣方：柴胡桂枝各半汤 14 剂。

5 月 7 日复诊：他的老伴儿说他吃东西知道味儿了，身上疼好了，胸口闷好了，原来背疼时用手捶方安。他原来嘴巴流臭水，老远都能闻到，现在也轻了。原来连扫帚都拿不动，拿铁锹捣两下，脸憋得发青，上楼梯三阶都上不去，听一句不喜欢的话都会掉泪，容易打哈欠，哈欠声响传很远，原来只能走 150 米左右，现在能跑二里地了，大便正常了，小便多。自己说原来一年半时间花钱无数，求医无效，来此服中药治愈了。查：舌淡红、苔厚腻，脉弦浮。续方 7 剂。

你看这一个脑梗死后遗症患者，全身没劲儿，还有一个糖尿病的并发症，走路走不动，上不了三个台阶，扫帚拿不动，铁锹捣两下，胸闷得上不来气，柴胡桂枝汤用之效验。《伤寒论》诸方，岂不效验乎？

案例 21

这位患者，男，60 岁，2020 年 5 月 5 日来诊。肠癌化疗中，大便数日未行，腹痛、腹胀、肛门疼、浑身没劲儿。查：舌淡红、苔薄白，脉弦浮，指凉。遣方：柴胡（125g）桂枝汤原量方 3 剂，加仙鹤草 60g、制附片 30g。

5 月 22 日复诊：来述：3 剂药后肛门不疼了，肚子也不疼、不胀了。为什么？

案例 22

这位患者，女，70 岁，洛阳人，2020 年 5 月 6 日初诊。右肺癌，头、腰椎、骨转移。这是不是少阳经，主骨所生病啊？右髋疼，眠差，大便溏，眼昏，乏力。查：舌淡红、舌尖红，苔薄白，脉弦浮，指凉。遣方：柴胡桂枝各半汤 7 剂，加制附片 30g、仙鹤草 120g。

5 月 27 日复诊：查：舌脉同前。续方 14 剂。

6 月 19 日复诊：检查骨转移病灶比之前缩小。你看看，半量的方，她的骨转移病灶比之前缩小了。查：舌淡红、苔厚腻，脉弦浮。续方 28 剂。

7 月 23 日复诊：检查肿瘤转移灶比之前明显缩小，眼睑红活了。原来浑身没劲儿，现在身上有劲儿了，每天跳广场舞 1 个小时。查：舌淡红、舌尖郁点，苔略腻，右寸略浮。续方 28 剂。

案例 23

这位患者，男，24 岁，骨肉瘤全身多发转移，肺部结节。2019 年他在上海治疗，后来在我这儿治。因为他是骨肉瘤，恶性程度比较高，全身多发转移，根据脉证，遣方：柴胡（125g）桂枝汤原量方，方中用生半夏。

2020 年 6 月 3 日来诊。他 5 月 25 日在上海复查，检查报告显示：比 2019 年有明显好转，大多骨转移灶缩小或消失。从这之后我就给他用半量方了，半量方断断续续服用。后来有一次他又去检查，肺上病灶又加重了。这就告诉我们，不是我们要用多大量的问题，而是他的病情需要，关键的时候这个量是救命的。所以你看，这个患者也告诉我们，骨肉瘤骨转移，全量方，他这个病灶逐渐缩小，病情好转；半量方，对这个疾病压制不住。重病还需下“猛”药，经方的魅力只有在临证中才能够表现出来，如果您只是在那里假想或者是猜测，得出的结论那也一定是假的。这就是所谓“实践是检验真理的唯一标准”。

案例 24

这位患者 67 岁，2021 年 9 月 6 日初诊。左肺腺癌化疗后，不能吃饭，没胃口，没劲儿，有点儿咳嗽，大便不畅，数日一行。查：舌质暗、苔滑腻，脉左关弦。开了 14 剂柴胡（125g）桂枝汤加厚朴 30g、杏仁 20g、制附片 30g、仙鹤草 60g，方中用的是生半夏 120g。同时，我用党参的时候，一般常规加仙鹤草 60 ～ 120g，加制附片 30g（肿瘤，病痰饮者，当以温药和之）。

9 月 20 日复诊：查：舌脉同前。续方 14 剂，总共吃了 1 个月。

10 月 25 日复诊：胃口好了，身上劲儿足了，偶尔还有点咳嗽，大便 1 ～ 2 日一行、有点儿干。自述：原来检查肺部的肿瘤像枣那么大，现在又复查了，像楝子那么大，那就说明小了很多了。查：舌淡红、苔薄白，脉弦浮。续方 14 剂，方中用的是生半夏。

案例 25

我们看这位患者，驻马店人，男，50 岁，2021 年 6 月 30 日初诊。直肠癌未化疗，大便每天 6 ～ 7 次、量少次多、带血，眠纳可。查：舌淡红、苔厚腻，脉双关弦浮。遣方：柴胡（125g）桂枝汤加仙鹤草 120g、制附片 30g。方中用的是赤芍、生半夏 120g。共续方两次。

10 月 11 日复诊：自述 6 月 30 日开的方子，服到第 7 剂之后大便次数减少，服到第 10 剂后大便不带血了，心里踏实了。现在吃饭、睡眠正常，浑身有劲儿，哪儿都好，大便每天 1 ～ 2 次。自己说现在一切都好，像没病一样，别人看他也不觉得他像有病的人。至少说明啥呀？他没感觉到有痛苦，别人也没感觉到他有痛苦。虽然是一个直肠癌患者，但是我们通过中医治疗保证了他生活的质量，让他正常融入社会生活中，这是非常有意义的一件事。查：舌淡红、苔厚腻，脉双关弦浮。续方巩固。

案例 26

我们再看这位患者，69 岁，2021 年 8 月 23 日初诊。左肺上叶恶性占位，肺动脉分支、肺静脉受侵。等于他这个恶性癌症包住了肺动静脉，所以没法做手术，周围胸膜受侵，伴局限性积液，纵隔多发淋巴结肿大，两肺轻度肺气肿，身困，项背强，咳痰带血，眠纳可，二便可，劳作时汗出。查：舌淡红、苔厚腻，脉双关弦浮。用了柴胡（125g）桂枝汤加厚朴 30g、杏仁 20g、仙鹤草 60g。

8 月 21 日复诊：痰出顺了、不带血了，项背强困减轻，眠纳可，二便可，续方 4 剂。

案例 27

这是一位肝癌患者，男，62 岁，泌阳人，2021 年 7 月 6 日初诊。肝癌，乏力数月，吃不进饭，大便不畅。查：舌淡红、苔厚腻，脉弦浮有力，指凉。遣方：柴胡桂枝各半汤 7 剂，加制附片 30g、仙鹤草 60g。

其实很多患者第一次来就是抱着试试看的态度。人们常说：是骡子是马，拉出来遛遛。把涂医生“拉出来遛遛”，呵呵。

7月13日复诊：自述原来花了十几万元，胃总是有撑胀的感觉，饭也吃不下，现在能吃饭了，原来路都走不动，现在腿有劲儿了，没想到吃了7剂中药就管用了。大便顺畅了，原来是5～6天才解一次。头右边疼，现在都好了，自己觉得现在好得就像没病一样。你看，7剂柴胡桂枝各半汤的效果尚且如此。查：舌淡红、苔厚腻，脉弦浮。续方7剂。

你看，这一位患者，肝癌，他自己都说原来花十几万元，可是饭都吃不下去，我们这7剂中药就解决了问题。这就是经方的魅力、经方的意义、经方的价值。

案例28

有人说中医是中国古人总结的经验，对我们黄皮肤的人管用，那对白皮肤的人管用不管用？我们门诊还真来了一位白皮肤的人。男，81岁，英国人，大学教授。2021年8月21日初诊。诉哮喘几十年，坐轮椅来求诊。过春节之后开始腿没劲儿，走路觉得身体往前倾，容易恶心，嗜睡，大便干、三日一行、不畅。查：舌淡红、苔薄腻，脉弦浮，指凉。当时我给开了14剂柴胡桂枝各半汤，加制附片30g、仙鹤草60g、厚朴30g、杏仁20g，相当于小柴胡汤和桂枝加厚朴杏仁汤的合方。

9月4日复诊：哮喘大减，不坐轮椅了，拄着拐棍儿进来，自诉不拄拐也可以，嗜睡减，纳可，大便日一行，仍然有点儿干，原来觉得身体前倾，现在好多了，仍然有点儿恶心。查：舌淡红、苔偏薄，脉弦浮，指凉。遣方：21剂柴胡（125g）桂枝汤原量方，加厚朴30g、杏仁20g。

这位患者来的时候跟着一个翻译，我问什么，那个翻译就跟他沟通。其描述到服中药后感觉挺好，我说这样吧，既然一切都好，我让您好快一点儿，就开的原量方。他出去之后，一跟诊的师友跟出去看了看，一会儿回来了跟我说：老师呀，我发现他一出去就把拐棍儿放到腋窝里走了。这说明不要拐棍儿也挺好了。你看，咱们的经方不但对黄皮肤的人管用，对白皮肤的人照样管用。

通过以上这些病例的展示，我们看到了经方的神奇。如果没有对这些疾病进行临证诊治，没有一个良好效果的反馈，没有这些医案的总结，即使我们临床中碰到类似的患者，您就是摸了脉，辨了方证，确定这就是柴胡桂枝汤方证，但是您到底敢不敢用？用了会不会有效果？是不是心里总会有疑问。不过我们通过这些病例的分享，以及每一位患者的主观反馈，就能看到经方的魅力，感受到它的优势在哪里，同时也会给我们每一位医者增添临证应用的信心。

第二部分　条文辨识

接下来，我们来看一看仲圣先师在《伤寒论》里面给了我们什么样的启示。

《伤寒论》第146条：**伤寒六七日，发热，微恶寒，支节烦疼，微呕，心下支结，外证未去者，柴胡桂枝汤主之。**

仲圣先师在这里究竟告诉我们一个什么样的秘密？我们面对的是谁？来了一个人，是谁？从哪里来？要到哪里去？他的目标是什么？我们怎么能帮助到他？他是谁？他是一位患者，为什么呢？

伤寒：

伤寒者，为寒所伤、遇寒发病、遇寒加重也。

伤寒，什么是伤寒？或者说什么是寒伤？

所以我们面对患者时首先问：他是谁？他是一位患者，是一个病人。

就像仲圣先师所说：病有发热恶寒者，发于阳也，无热恶寒者，发于阴也。为什么呀？为什么恶寒呀？我为什么不恶寒而他恶寒？他有“病”，他的身体出现了问题。所以第一个伤寒是“为寒所伤”。

第二个伤寒是“遇寒犯病”。我被冷风一刮，超爽。你呢？本来没事，冷风一刮，却不舒服。冷风一刮，腿疼了，胳膊凉了（或者说平时没感觉腿凉，气温稍低一点，感觉到腿凉了）。这种情况下有不舒服的感觉，这叫“遇寒发病”。

第三个伤寒是：平时腿就有点儿疼，天气一变化，腿疼得特别厉害，这个概念叫“遇寒加重”。

这是伤寒三要义。我们面对的首先不是一个正常状态的人，他是一个患者，一个“伤寒、寒伤”的人。

就像那个1岁1个月患白血病的小宝宝，一感冒就发病了，血小板指数就降到了零，他就是一个“伤寒”的状态。我们用上柴胡桂枝汤，不但没有加重，而且感冒时，服药的过程中血小板还升上去了。这就是《伤寒论》在临证中的意义：把一个不正常的体质状态调整到一个“中”的角度。

当然也因为孩子比较小，稚阴稚阳，比较清灵，所以痊愈得比较快。年龄比较大的，尤其是各种治疗之后，体质破坏比较严重的，那可能难度就稍微大一点儿了。不过，根据我们这么多年的临证观察来看，只要方向正确，在《伤寒论》的指导下，很多复杂的病情都是可以在一定时间段内临床治愈的。

就像那个10岁的小丫头，我们看起来也是惊心动魄的，不过还好有经方，有仲圣先师为我们传承的柴胡桂枝汤，有我们数十年的临证探研、总结与应用，患儿最终顺利康复，这也是值得我们欣慰的一件事情。

从我们的讲座现场来看，大家坐在这儿，感觉今天热情似火，热血沸腾，浑身都是汗。空调一吹，超爽。这个不叫伤寒，这叫舒服。可是有的人，要拿一毛巾捂在头上，或者穿着厚衣，或者吹了空调后发冷。为什么呀？冷风刮了有点不舒服，受不了。为什么呀？您“伤寒”了，所以身体难受，这叫伤寒未得痊愈，也叫“感冒后遗症”。有此现象，我们就要想到柴胡桂枝汤，再看看自己的舌、脉、证是否吻合。要及时调理，以免迁延日久而生变化。

太阳之为病：太阳病，为病。我们身体的正常状态不存在了，人体生病了，不是一个正常的精气神的状态了，身体不正常了、不平衡了，不在一个正常的生理状态上，谓之病。

伤寒者，为寒所伤也。《伤寒论》者，寒伤而论也。在这里，伤寒六七日就是为寒所伤，不是我们空调一吹超舒服的状态，而是这个人吹完之后头有点疼、肩膀有点疼、不想吃饭，身上有点乏力，为寒所伤了。

六七日：

六七日，这个时间有一点迁延。我们看《伤寒论》里面有伤寒一二日，有伤寒二三日，有伤寒四五日，有伤寒八九日。伤寒六七日是个什么概念？既不是刚得的伤寒一二日，也不是伤寒八九日那么久远。这个过程有一点儿迁延，很多时候是已经耽误治疗了。那么既有新感又有痼疾，介于这两者之间，或者是二者盖皆有之，叫六七日。

《伤寒论》第301条：**少阴病，始得之，反发热，脉沉者，麻黄附子细辛汤主之。**好，时间短。《伤寒论》第297条：**少阴病，得之二三日，无证者，麻黄附子甘草汤，微发其汗。**

在这里“始得之”和“二三日”来比，这个数字代表的是一个状态。《易经》里讲数中有象，象中有数。《黄帝内经》有言：女子七岁，肾气盛，齿更发长；二七而天癸至，任脉通，太冲脉盛，月事以时下，故有子；三七，肾气平均，故真牙生而长极；四七，筋骨坚，发长极，身体盛壮；五七，阳明脉衰，面始焦，发始堕；六七，三阳脉衰于上，面皆焦，发始白；七七，任脉虚，太冲脉衰少，天癸竭，地道不通，故形坏而无子也。这个数字后面对应的是一个象。春天，春暖花开，草发芽了，蝴蝶在花丛中翩翩起舞。到了炎炎夏日，人们挥汗如雨。不同的时间，对应不同的节令，不同的环境，或者说不同的象。

伤寒六七日，为寒所伤。六七日者，时间已有迁延，这个病程和少阴病始得之和少阴病得之二三日相比，有一点儿长，那么也可以在病程的表现上有一点迁延，或者说这个病有一点儿慢性化。

少阴病，始得之，反发热，脉沉者，麻黄附子细辛汤主之。来了一位患者，一摸这个脉沉细，一看他无精打采的样子，再一问他，咽痛如锯，鼻子呼气如冒火，好，麻黄附子细辛汤证。一顿药喝下去，上午喝完下午反馈嗓子不疼了，鼻子不冒火了，精气神儿有了。虽然体质有虚化，我们这个药下去往往覆杯而愈。但是这个六七日为什么迁延了？为什么慢性化呢？我们设想一下，如果我们的手不小心碰到一个热杯子，本能的反应是把手拿回来。或者是我们不小心碰到一根电线，被电了一下，啪！马上就把手缩回来了。那么，我们人体有病的时候，人体同样有自愈力。我们的生命有一个自我修复的能力，它就是要把对我们人体的破坏给修复好，把我们人体的疾病给消除掉，把我们人体的伤痕给愈合好。在这里为什么他六七日而不愈呀？是因为身体的修复能力不够呀，也就是说体质出了问题。

我们在临床中遇到胰腺癌的，肝癌的，小细胞肺癌的，白血病的，几十年乏力的，几十年低烧的，哪一个不是“伤寒六七日”？伤寒六七日这些种种表现说明这是个不正常的体质状态，需要我们医者通过经方的临证应用来帮身体助力一下，从而让我们的身体回归到正常的、平和的状态。

发热，微恶寒：

发热，恶寒，恶寒而微。为什么微啊？

《伤寒论》第1条：**太阳之为病，脉浮，头项强痛而恶寒。**

《伤寒论》第7条：**病有发热恶寒者，发于阳也；无热恶寒者，发于阴也。发于阳，七日愈；发于阴，六日愈。以阳数七、阴数六故也。**

这个状态的患者，病在三阳，体质尚可。微恶寒，说明从太阳稍微有一点转经了，有一点要证出太阳了，所以这时候稍微恶寒又不那么严重，称之为“发热，微恶寒”。

这是由于太阳病的“尾巴”还在，正气尚足以抗邪，因为是为寒所伤，所以他恶寒。但是六七日，身体已经有点儿消耗。就像那位老大姐，急性髓系白血病，已经经过三个疗程的化疗，所以身体已经被消耗，正气尚有，但又有所不足，她已经不是麻黄汤、桂枝汤这样的体质了。

支节烦疼：

我们往下看，“支节烦疼”。

支，分支，也通“肢”，四肢。节，指关节，四肢关节。

《灵枢·经脉》曰：“胆足少阳之脉……是主骨所生病者。”这里是拿我们人体的某一部分来指代我们身体出现了一个问题。什么问题？疼。哪里疼？我们这样来理解，这个人为寒所伤后造成胳膊、腿、关节这些地方出现疼痛。他的症状是疼，疼前面有一修饰词，这个修饰词叫：烦。这个“烦”怎么理解呀？其中一种说法是心烦、烦心事，在这里固然有心烦的这么一种理解。另一种理解是要站在古汉语的语境中去分析，我们必须要回到一千八百多年前，回到仲圣先师所处的东汉那个时代来理解。这个“烦”在古汉语中有“犹剧也”的意思，有剧烈之意，仅言程度之重。说明这个“疼”有点厉害，所以四肢关节烦疼这是表明疼痛的程度比较严重。

我们临床上碰到许多患者，表现为头疼、心疼、胃疼、腹痛、腰腿疼痛，这种情况是不是很多？也许我们每天出门诊，来的都是这样的患者，尤其是颈、肩、腰、腿疼的患者，有很多这样的“支节烦疼”之状，有“伤寒六七日”这样迁延不愈的体质。大家有没有想过：为什么？

这位患者，为寒所伤，有发热，有恶寒。发热恶寒者发于阳也，说明病在三阳。关节疼痛，疼得还稍微有点严重，为什么疼的症状严重呢？是因为正气尚在，正气抗邪能力还强，正邪交争而产生的症状。这就是为什么看起来那么多命悬一线、千钧一发的患者，我们柴胡桂枝汤用上去他居然好了。当然治好病还得是患者自身能修复，我们只是帮他治好病而已。您千万不要说医生多有本事，都是患者自己好的，离了患者说什么都是零。

疼痛是人体不能耐受的一个不良反应，而我们临床中经常会遇到颈肩腰腿疼的患者，在这种情况下我们首先要考虑到“支节烦疼”的问题。也许您在各种方法都用过却无效时，本方能给您的临床打开一片新的天地。

还有一个和疼痛相关的论述。《伤寒论》第 91 条：**伤寒，医下之，续得下利，清谷不止，身疼痛者，急当救里；后身疼痛，清便自调者，急当救表，救里宜四逆汤，救表宜桂枝汤**。为什么呀？“下”，伤寒医下之，把我们阳气伤了呀。所以续得下利，清谷不止，身疼痛。虽然身疼痛，急当救里，救里为重。后身疼痛，清便自调者，也就是说不拉肚子了，我们身体还疼痛，这种情况下，急当救表。救里宜四逆汤，救表宜桂枝汤。什么意思呀？后身疼痛，清便自调者，急当救表，救表宜桂枝汤，这个疼痛，是说里证已解，是桂枝汤方的一个适应证。

《伤寒论》第372条：**下利、腹胀满、身体疼痛者，先温其里，乃攻其表。温里宜四逆汤，攻表宜桂枝汤。**这个“里”是指肠胃，温的是肠胃里面的阳气。下利、腹胀满是里证，同时身体疼痛者，又有表证，先温其里，乃攻其表，温里宜四逆汤，攻表宜桂枝汤。好，这个身体疼痛仍然是桂枝汤证。

《伤寒论》第387条：**吐利止，而身痛不休者，当消息和解之，宜桂枝汤小和之。**吐利止，而身痛。吐利止，“里”病的问题解决了，而身疼痛，表证问题还在。好，这时候当消息和解其外，宜桂枝汤小和之。

有外证，有发热，有疼痛，在这里“桂枝汤证”，呼之欲出。

微呕：

《伤寒论》第263条：**少阳之为病，口苦、咽干、目眩也。**

小柴胡汤证：心烦，喜呕，嘿嘿不欲饮食，胸胁苦满。

在这里举个例子，有一个人被关到监狱里了，进去之后，监狱长就问：“你来了？犯的什么事？”犯人说：“我就捡了一根绳子。”监狱长惊讶道：“你捡了一根绳子就被关进来了？”犯人说：“那绳子后面还有一头牛。”

微呕，仲圣先师在这里执简驭繁。其实“这一根绳子”后面代表的是一个体质状态。很多时候仲圣先师点睛不画龙，但是我们要通过这个“睛”来看到这个“龙”。在《伤寒论》中多以“呕”借指少阳病，此处“微呕”指柴胡证之心烦喜呕。

我们来总结它的特征是以“枢机不利”为表现，以“呕”为一个典型的代表性症状。伤寒六七日，体质有所虚化，呕而不重，但是代表有一少阳证，所以这是柴胡证的一个表现。虽然柴胡证不能完全代表少阳证，但是柴胡证是少阳证中很有代表性的一个方证，所以柴胡证呼之欲出，抑或说少阳证呼之欲出。

这个体质状态，第一有太阳病，第二身体正气尚在，第三有少阳枢机不利的问题。

所以我们再结合着《伤寒论》第146条来看：**发热，微恶寒，支节烦**

疼，微呕。这里有太阳病，又有少阳病。

心下支结：

心下，我们古人说的心，通常是指我们的胃。老百姓说心口，是胸剑联合这个部位。这个地方疼痛通常是心脏病在这里的一个反映。

心下，在哪儿呢？在我们胃脘所在的区域。

支结，现在问题是“支”，什么是“支”？这个“支”是通假字，第一个支是通“枝”；另一个支的意思是“分支”；再一个是“支撑”的意思。

比如：有一棵大树，树上有一树干，这个树干边就是什么？是树枝，支者枝也。

假设心下在这儿，这里发一分支，分支过来了，跑边儿上去了，这是不是支呀？心下支，分支。

另外，这里的“支”是一种感觉，在心口处或分支处或心下有一支撑、撑胀感。

我们上高中的时候，英语老师给我们讲，中国的语言博大精深，很多时候用英语翻译不过来。比如翻译一成语：胸有成竹。怎么翻译呢？想了半天不明白什么意思，那直接翻译成竹子插在胸膛上。竹子插在胸膛上是什么感觉呀？我们有一位师友说：涂老师呀，那时候您讲课时说“竹子插在胸膛上”的感觉超级形象。我爸就得了这毛病，我问他怎么难受，他说胃脘这里像插了根棍子似的。我给他开了柴胡桂枝汤来服用，一吃就好了。他说真的是那感觉，这就有支撑的意思。

我们最常见的肝胆有问题，气机不畅，会形成这么一个不舒服的感觉。所以这个方证的人很多都有胸胁苦满，总是肝胆区有一压痛、隐痛等。很多患者来了说：涂医生，我这总是隐隐作痛。我一看，这是哪里？胆囊的位置。这也是“心下支节”的另一个表现。其实本方证的很多患者临床上常有肝胆的问题，最常见的是胆囊炎，然后胆囊炎时间长引起胃炎。所以心下支结，就像一根棍子在这儿插着的感觉，又因为肝木克脾土，肝气犯胃，然后造成的这个痛苦。跟我们那位师友说的一样：他父亲的感觉就像一根棍子在这儿插着似的。

心下“支”结，这三个方面的含义都有。心下分支（枝）这个地方出现疼痛、撑胀等不适感，叫心下“支”结。

心下支“结”，以心下为参照物，往边分支（枝）的地方有一“结”。

这个“结”，有结滞、滞涩，不流畅、不通畅的意思。心下支结，那它不通畅就是病，痛则不通，不通则痛，是一病变病灶。至于什么病，那可能是肝癌，可能是胃癌，可能是胰腺癌，可能是胆囊癌，也可能是淋巴癌等，总而言之，不畅。

那这个“结”是什么？我们有古人结绳记事一说。古人没文字的时候怎么办？一个是口传心授，另一个就是结绳记事。古人为了要记住一件事，就在绳子上打一个结。以后看到这个结，他就会想起那件事。如果要记住两件事，他就打了两个结。记三件事，他就打三个结，如此等等。

所以这个“结”，代表在这儿有一结，有一问题。所以“心下支结”，在心下和旁边这些地方存在气机不畅的情况，那么就会有若干不适的表现，如隐痛、撑胀、胀闷、病灶等的表现。比如这个患者总是这个部位痛，或者不能吃辛辣的、油腻的，也可能患有胆结石、胆囊炎、胆息肉、慢性肝病等。

总而言之，出现的症状是：心下支结。你感觉到你心下支结了吗？没有。恭喜你，没毛病。如果你总是出现这个区域疼或不舒服的感觉，你总是惦记它，那就说明这儿有毛病啊。所以，我们不能总盯着“心下支结”这四个字，仲圣先师告诉我们的是这个患者的体质状态。我为什么没有“心下结”？我为什么没有“心下支结”？因为我没有胆囊炎，没有胃病，没有……

外证未去：

“外证未去”者，告诉我们，其实表未解也。《伤寒论》第34条：**太阳病，桂枝证，医反下之，利遂不止，脉促者，表未解也。**

这里告诉我们柴胡桂枝汤主之。同时也告诉我们这个患者有表证，有“寒伤”，所以他恶寒。或者就是直接告诉我们这是一个“感冒”，或者说

"感冒后遗症"，如是而已。

小时候我爸爸会撒网捕鱼，所以经常带着我一块儿出去撒网，拉上来有一条鱼就赶快过去捡起来。有时候一网撒下去，拉着拉着拉不动了，就换个角度再拉拉。有时候可能挂着一个树根，换一角度再拉，可是换个角度也没拉动，再换个角度又拉，还拉不动。坏了，这个渔网拉不出来了，赶快脱衣服跳水里吧。干什么呀？原来这渔网挂着树根了，要再往外拉，渔网就拉破了。所以为什么伤寒不像少阴始得之，反发热，脉沉者，麻黄附子细辛汤主之？不像少阴病，得之二三日，无证者，麻黄附子甘草汤，微发其汗？为什么伤寒六七日迁延化？是因为他的身体有毛病。有什么毛病？"心下支结"。有胆囊炎，有胃炎，有肝胆等相关的问题。别人这是在平地的一个坑里、河里面撒了一网上去，而你这一网就撒到树根上去了，所以这个网别人一拉就出来了，而你的网却没拉出来。伤寒六七日，"外证未去"者，外证是：发热，微恶寒，支节烦疼，这都是在外的问题。《伤寒论》的"里"证，"里"是代指肠胃。肠胃以外的位置谓之外，外证未去在这儿也可以理解为表证仍有。

《伤寒论》第 91 条：**伤寒，医下之，续得下利，清谷不止，身疼痛者，急当救里；后身疼痛，清便自调者，急当救表**。还是这个问题，"里"的问题解决了，外证未去的时候，这时候救里宜四逆汤，救表宜桂枝汤。所以仲圣先师在这里说得很清楚。你看：支节烦疼（疼痛），这个外证未去；发热，微恶寒，这个外证未去，用桂枝汤。那么微呕，我们刚才说了，仲圣先师在《伤寒论》中以这个"呕"借指少阳，尤其少阳中的柴胡汤证：胸胁苦满，嘿嘿不欲饮食，心烦喜呕，小柴胡汤主之。那么在这里有桂枝汤证，又有小柴胡汤证。这种情况下，仲圣先师给出了一个合病的解决方案，就是小柴胡汤和桂枝汤合方，谓之柴胡桂枝汤。

心腹卒中痛：

《金匮要略·腹满寒疝宿食病脉证治第十》中**附方《外台》柴胡桂枝汤：治心腹卒中痛者**。

这里，心，指胃；腹，指肚子。

“心腹卒中痛”涵盖了这一大块，心口这个地方包括了脾胃、肝胆，上边包括了心脏、肺，下边包括了腹部，膀胱、肾，整个肚子。胸腹这一儿块的疼痛，怎么疼？卒痛。“卒”是一个通假字，通“猝”，是突发、仓促、我们未知的状态。现代医学有一个名词叫“急腹症”。急腹症是指腹腔内、盆腔和腹膜后组织和脏器发生了急剧的病理变化，从而产生以腹部疼痛为主要症状和体征，同时伴有全身反应的临床综合征。常见的急腹症包括：急性阑尾炎、溃疡病急性穿孔、急性肠梗阻、急性胆道感染及胆石症、急性胰腺炎、腹部外伤、泌尿系结石及异位妊娠子宫破裂等。

你看，突然发生的、仓促发生的疼痛，如心脏病、胃病、肠道病变引发的疼痛，是不是“心腹卒中痛”呀？加上这一个“支节烦疼”，包括了四肢关节、颈、肩、腰、腿疼。另一个“心下支结”，如肝、胆、脾胃这些的问题、病变或者是不舒服，仿佛全身都包含在内了。

那个老爷子，77 岁，总是犯心脏病，吃速效救心丸不管用，柴胡桂枝汤 4 剂吃下去，好了。还有那个小伙子不舒服一年半，去上海检查没发现问题，药都没法开，4 剂药吃完之后不疼了。什么原因？我们要知道！

《金匮要略·脏腑经络先后病脉证第一》曰：**夫病痼疾，加以卒病，当先治其卒病，后乃治其痼疾也。**

《金匮要略》启篇，仲圣先师在这里给予我们一个重要的启示。病痼疾：顽固的旧病。比如说，这个人有类风湿关节炎，或者说有心脏病，抑或说有肿瘤。这个毛病时日迁延，叫痼疾。加以卒病——忽然又得了一毛病。比如说，空调一吹，感冒了。这种情况该怎么办？当先治其卒病，后乃治其痼疾也。

曾经有一位来自许昌的老大哥，肺癌。在我那儿治疗吃药效果很好，一天比一天好。有一次，他儿子给我打电话：“涂医生，我爸这两天忽然吃不下饭了。”我说：“吃什么好吃的没有？”他说：“没有。”我说：“水果、饮料、猪肉等忌口的，吃了没有？”他说：“没有。”我能想到可能的原因都问了，也没问出什么来。我说：“这样吧，你们抽时间过来找我摸脉吧。”于是，老人家就过来了，我闭着眼睛，一搭这个脉，脉浮，再按，举之应手，指下如弦。这个脉，蕴之于内，发之于外，告诉我他受凉了，他的身体现在在拼命地抗病，把力量都调过去与寒邪抗争了，身体这一会儿暂时顾不上“痼疾”这个事儿了，所以他这会儿不想吃饭。我就开了7剂柴胡桂枝汤。7剂吃完，老人胃口就好了。这是非常典型的一个“夫病痼疾，加以卒病，当先治其卒病，后乃治其痼疾”的例子。

我们很多师友在临床中面对疾病的治疗时会发现：有的颈肩腰腿疼痛、风湿性关节炎、类风湿关节炎，本来治得挺好，可是忽然这位患者感冒了，原来吃了非常有效的药，这时候没效了。或者说他是心脏病，之前吃着某一种药，每次都挺好，这次又来了，打喷嚏了，伴随外感的症状了，这时候还是心脏病，还是吃着治疗心脏病的药，乘胜追击之时，吃完却没效。抑或是胃病，平时治疗效果很好，这次又来：大夫，我最近浑身疼，不小心感冒了。这个时候再吃之前的药，你会发现没效。为什么？

——皆因未治其卒病而已。

但是，很多时候在这种情况下我们运用经方治疗，观其脉证，把这个外感治疗好的同时，我们还会发现患者的颈肩腰腿疼痛、类风湿、心脏病、胃病等居然不药而愈。这样的例子我们遇到的太多了。

在这里我们简单提一下，在治疗过程中，尤其是遇到患者外感的时候，一定要注意这一点，如果忽略了这一原则，临床将走入治而无效的怪圈里面去。

到我那里跟诊的师友会发现，今天到涂医生门诊上一看，来的患者仿佛有三分之一都是柴胡桂枝汤证。请不要奇怪，那是因为“感冒”的人太多了。我们不能只盯着发烧这一个现象。如果今天刚好是端午节、中秋节、春节，第二天你到我中医门诊上去，你甚至会发现有一半以上的患者都是柴胡桂枝汤证。为什么？朋友聚会，胡吃海喝了一顿，然后空调一吹感冒了。旧有的高血压、糖尿病、心脏病等痼疾，加之新的外感，就出了当下这个毛病了。

柴胡桂枝汤者，我们已经感受到了它的神奇疗效。此刻你想一下：你在临床中遇到这样的患者多吗？你有没有与柴胡桂枝汤失之交臂呢？如果你在临床中每天也在应用本方并且产生着无数的神奇效果，那么恭喜你！你是一名不折不扣的仲圣经方临床实践者。如果此刻你才恍然大悟，发现自己在过往的临证中错失太多，那么恭喜你！从此刻起，你已经开始拥有了应用本方解决诸多疑难杂症的能力。

第三部分　方组解析

我们首先来看看《长沙方歌括》中柴胡桂枝汤的方歌：

小柴原方取半煎，桂枝汤入复方全。

阳中太少相因病，偏重柴胡作仔肩。

其中小柴胡汤方，柴胡八两少阳凭，柴胡八两是125g。因为取半，我们这里习惯取用60g。

半夏，大家现在用各种各样的制半夏，法半夏、姜半夏、清半夏、水半夏等，仲圣先师所用的半夏水洗而已，实际上是生半夏，你要知道是这个意思。半夏半升是60～120g。当然我们取用一半，一般的小毛病常规用20g。

人参，我们临床中对于小病一般取用党参。也有的老师研究仲圣先师用的人参是沙参，在这里不做争论。我们临床经验一般用的是党参，重病取用人参。人参三两是45g，取一半，我们取用20g。

黄芩，仲圣先师没有说炮制，我们都取用生黄芩。黄芩三两是45g，取一半，我们取用20g。

甘草（炙），我们都用的是蜜炙甘草。炙甘草三两是45g，取一半，我们取用20g。

桂枝汤方，桂枝三两是45g，取一半，我们取用20g。

芍药，仲圣先师的时代是赤芍，我们现在临证可以用赤芍，也可以用白芍，根据患者的体质来选。芍药三两是45g，取一半，我们取用20g。

生姜，三两是45g，取一半，我们取用20g，需要切片。

干枣，小柴胡汤中是 12 枚，桂枝汤中也是 12 枚。那么半量，取用 6 枚，一定要把它掰开。这里需要注意的是：干枣不分大小，只取用数量。

柴胡类方，临证应用有一技巧，久煎疗效更好。我们用柴胡 60g 的半量方时，常规煎服方法：加冷水 1400mL，泡 40 分钟以上（泡透），大火煮开，小火再煮 40 分钟，去渣，余下 600mL，分三次热服。这里要注意的一点是：药喝烫嘴的感觉最好。服后，喝热稀粥或者热水，以令小汗，也可以配合干活（如拖地）辅助发汗。

这个是常用的，或者说是我们现在看到的传本上的柴胡桂枝汤的量及煎服方法。

原量方：

在临证中，面对白血病、肿瘤、糖尿病等重病的时候，我们会直取原量方，也就是小柴胡汤合桂枝汤。

柴胡八两，直接取用原方量——125g。

半夏半升，半夏半升是 60 ～ 120g（洗），当然我们现在常规都是用制半夏。比如说姜半夏、法半夏，我们建议你可以用姜半夏，效果比较好。但有时候对于重症的治疗，仲圣先师用的半夏是水洗而已，其实就是生半夏。

来了一位癌症患者，我也治了，却没效果。没效果？想一下，药是不是有问题？半夏，用水淘洗几遍，把表面的黏液洗掉就行了。如果是生半夏表面那层黏液，你放到嘴巴里含一下，马上会出现嘴巴麻、嗓子麻，说不出来话。所以我们那儿也把半夏叫“闹狗蛋”，因为给狗吃了之后它就叫不出声了。举个例子，芋头大家都知道吧？生芋头在剥皮儿的时候，表面的黏液手摸一下就会痒，为什么？因为生芋头表面的黏液是有毒的，这时候把手在火上烤一下就不痒了。可是煮完之后的芋头你摸一下还会痒吗？我们听说过吃芋头吃出事的吗？谁吃过芋头？举手我看一下，我们差不多都吃过吧，没事吧？所以，这里半夏和芋头是一个道理，水煮过后就没有所谓的毒性了。

其实，别说是水煮过的，在《金匮要略》里面有“干姜人参半夏丸”

是给孕妇吃的，其中，干姜、人参各一两，生半夏二两，然后用姜汁糊成丸给孕妇吃，适证应用，它都是非常安全的。

党参或者人参三两，我们取用45g。

生黄芩三两，我们取用45g。

甘草（炙）三两，我们都用的是蜜炙甘草，取用45g。

桂枝三两，我们取用45g。

芍药三两，可以是赤芍药，也可以是白芍药。我们取用45g。

生姜三两，我们取用45g，切片。

干枣12枚（掰）。同样，干枣是不分大小，取用12枚。

柴胡桂枝汤原量方，柴胡用八两的时候，仲圣先师的煎服方法是需要去渣重煎的。具体方法：加冷水2400mL，泡40分钟（泡透），大火煮开，小火再煮40分钟，余下1200mL，去渣，余下药液再煮40分钟，余下600mL，一天分三次热服完。这里也需要喝热药。服后，喝热稀粥或者热水，以令小汗，也可以配合干活（如拖地）辅助发汗。

为什么要去渣重煎？我们现代科技“高效液相色谱法”分析研究出来的结果：小柴胡汤去渣重煎后，其中柴胡皂苷a与柴胡皂苷d的含量远大于不去渣煎服法。这也从理论上充分说明：去滓重煎的方法提高了柴胡在水煎液中有效成分的溶出与转换，从一定程度上提升了小柴胡汤的临床功效。

我们在临床中研究发现，这个药需要去渣重煎的时候如没有去渣重煎，患者喝完会难受。但是去渣重煎，则喝完非常舒服。可是古人是怎么发现的？你说我们现在借助科技才能看到这一点，古代人没有色谱分析是怎么发现这其中奥秘的？我们只能说古人太厉害了，很多富有智慧的经验超出了我们的想象。

这里谈一下本方临床应用中的几个加减。

如果患者尺脉无力，或者是手、脚冬天偏凉夏天偏热，一般是肾气不足。我们在这常加制附片30g。我们临床中发现：用制附片15g没效果的时候，加到30g疗效卓著。其实30g是一个坎儿。如果需要加制附片，重要的还是观其脉证，知犯何逆，不以量来取胜，亦不可无标准加减。

体质偏虚的患者我们会加仙鹤草，尤其是血小板低的常规加仙鹤草60g，如果说白血病患者血小板很低、乏力感明显的最多可以加到120g。

如果这个患者咳嗽，并伴有积滞，临证中会加厚朴30g、杏仁20g。相当于患者有桂枝加厚朴杏仁汤方证。柴胡桂枝汤原本就是一个合方，小柴胡汤和桂枝汤的合方。在这里也可以看作是小柴胡汤和桂枝加厚朴杏仁汤的合方。你如果加制附片了，就相当于是小柴胡汤和桂枝加附子汤的合方。

柴胡桂枝各半汤，是一首神奇的方子。原量方更是彰显了其无与伦比的魅力。《伤寒论》广为人知，不为人识，它就像我们的健康，像身边的空气一样，时时刻刻伴随着我们。柴胡桂枝汤真的随时都在，但是我们通常会忘记了它的存在。一句话：经方，你学会了就是你的，你学不会，那还是医圣仲景先师的。

第四部分　方证鉴别

这样的一首方子，什么时候我们才会发现它？什么时候我们需要用到它？或者说我们什么时候在临证中才能找到它？

我们来看一看柴胡桂枝汤的方证。

我们一定要知道：观其脉证，知犯何逆，随证治之。我们千万不要说，我有一个治癌症的方子，那是没意义的，出了这个圈它都等于零，或者说出了这个方证的范畴它也等于零。我们“观其脉证”就是要找到它。就像我给患者说的：您来的目标是治好病，我的目标是帮您治好病，我们的目标是一样的。我在这里费劲地给您摸脉，干啥呀？其目标是想让您好得更快，是要“知犯何逆”。而我自然是要找到那个方子来解决您的问题，从而“随证治之”。

本方证是太阳与少阳合病。《长沙方歌括》方歌：小柴原方取半煎，桂枝汤入复方全，阳中太少相因病，偏重柴胡作仔肩。

曾经，有一师友给我发了一个微信：老师，我想问“仔肩”是什么意思。我告诉他：仔肩是指责任、承担的意思。偏重柴胡做仔肩，说明这个方子是偏重于治小柴胡汤证的，如果没有小柴胡汤证，这个方子是用不了的。比如说桂枝加厚朴杏仁汤证的患者，你给他用柴胡桂枝汤是不行的。当然如果是柴胡桂枝汤方证，你用桂枝加厚朴杏仁汤，这个毛病同样是好不利索的。如果这个患者舌苔薄白，会不会出现本方证呢？也会。这时候不是偏重柴胡了，而是偏重桂枝汤，虽然也是柴胡桂枝汤，但是以桂枝汤为体质基础的。舌苔是薄白的，大家注意，这叫：变！仲圣先师在这儿举常论变，我们要知常，也要达变。

本方证有什么特征？

舌：通常是舌淡红。伤寒六七日，迁延日久，枢机不利，气机不畅，舌或有偏暗的倾向。舌尖儿郁点儿，大家注意不是黑点儿，黑点儿是瘀血证。这个郁点儿是小红点儿，说明是气机不畅，郁结。大家注意，郁点是郁结的表现。这个通常是红点，这个红点易被它误认为是一种热象，但是这和舌尖红不是一个概念，是舌尖上散在的小红点儿。我们要注意，正常小孩儿的舌尖没有这个问题。这里说一下，为什么小孩儿出现桂枝加厚朴杏仁汤的方证比较多呢？小孩儿稚阴稚阳，易虚易实，一般不存在情志上的问题，所以很少出现小柴胡汤证的兼证。可是随着年龄的增长、情志问题的影响，比如：挨批评，谈恋爱，考大学，生活上的对比等就容易出现太少两感的柴胡桂枝汤方证基础。这种情况下就容易形成气机不畅，支节烦疼，心下支结等证。这是柴胡类方证比较典型的表现。

舌苔：通常会偏厚，所以本方和桂枝加厚朴杏仁汤有很多相似的地方，临证中要在细节上加以区分。舌苔偏厚腻或半边厚腻，或双边对称厚腻（这是一种典型的舌象）。舌边或舌上泡沫比较常见。舌中裂，当然这个舌中裂可以有很多表现，各种各样的。

脉：首先是有力，是病在三阳。其次是脉浮，有“外证未去”，是一个弦浮之象。这个弦浮，第一个是患者的左关，这个比较常见，这是典型的脉象；第二个是双关弦浮，这就说明是“不新鲜”的感冒了；第三个是右寸关弦浮，右寸是肺，右寸关弦浮，那就是原有的身体不适合并有“新鲜”感冒的情况，旧有宿疾，新有受凉；第四个是双关、尺弦浮，这个是“不新鲜的感冒”。

比如说：有一个患者刚开始就是一桂枝加厚朴杏仁汤证，但是没及时治疗，或者是这个患者宿有肝胆疾病，但是治疗时只给他用了一个桂枝汤。这就像是撒网捕鱼，你撒到了树根上，结果拉不出来了。这个时候，发烧可能好了，但问题是“渔网”还没拉出来。有些问题，你单从表面解决不掉，是因为内有少阳证，有枢机不利，或者说宿有肝胆疾患。这种情况下，你单从太阳走，你就会给他留邪。所以仲圣先师六经辨证重要的问题在哪里？要辨体质、辨方证。不要来了患者，一说是感冒就用个感冒药，那叫没有辨证的用药，是很可怕的。很多毛病之所以早期是感冒，然后会再发展，久而形成重大疾患，就是因为寒邪积留所致。就拿高血压来说吧，人受寒后，寒邪没有完全祛除，寒则收引，血管一直收缩，这时，作用力等于反作用力，血管压缩血液，血液对血管有反作用力，那压力不就高了？慢慢地高血压是不是就出现了？再时间长影响到心脏不就是心脏病了吗？所谓的那些慢性病、大病、难病，很多都是从感冒来的，叫作感冒源性疾病。或者是那些慢性感冒迁延不愈，我这里把它叫作“感冒后遗症”。

胃纳：《伤寒论》第263条：**少阳之为病，口苦、咽干、目眩也。**《伤寒论》第96条：**伤寒五六日中风，往来寒热，胸胁苦满，嘿嘿不欲饮食，心烦喜呕……小柴胡汤主之**。由此可见，这个患者通常来说是纳差，这里的“纳差”不是不能吃，而是不想吃，乏食欲。

纳差这方面和桂枝人参汤方证在某种程度上是比较相似的，桂枝人参汤证是胃肠非常疲倦，吃了不舒服，是不能吃，而柴胡桂枝汤证是不想吃，没食欲。再一个区别点或者是典型之处是：本方证不喜香。我们常说：过好日子是吃香的、喝辣的。而本方证的人是不喜香，或者说表现为厌油腻，这个其实是柴胡证或者说宿有肝胆疾患的外在表现。

这个患者时间长了也可能会表现为食入口无味儿，味同嚼蜡。也可以表现为，这个饭别人吃是香的，而他吃这个饭的时候没有什么享受的感觉，吃到嘴里像吃锯末一样。

曾经诊治过一老爷子，什么都不想吃。看见别人吃饭就说：你们吃的什么玩意儿啊，臭烘烘的东西，居然吃得下去？后来我把病给他治好了，变成你们吃的什么好东西呀？给我分一点。你看有病时，东西吃到嘴里没有味道，鼻子不闻味儿，或有异味的表现，很多时候，这种表现是本方证。

临床上有一部分典型的患者会表现出一个很特殊的问题：只吃稀，不吃干。你说这个人不能吃饭，什么都不想吃，但是这个人，一顿却能吃两大碗，甚至有时候能吃三大碗稀饭。你说他能吃吧，他一个馒头也吃不下，一块米饭也吃不下。这叫只吃稀，不吃干。

所以你说他不能吃吧，可是又能吃，只能喝稀的；你说他能吃吧，稠的不能吃，很特殊的一个毛病。其实是一种潜在的口干、咽干的表现。我们要能看到其深层次的含义。

口干、苦：这个患者容易表现为口干，口苦，轻症的口酸，晨起比较明显。患者容易口渴，喜饮，犹在半夜，或后半夜加重。“少阳之上，火气治之，中见厥阴，厥阴之上，风气治之，中见少阳”。所以会有一定厥阴病临证的表现：口渴、喜饮。

很多人，这个方子用完之后会说：我原来晚上要喝一大瓶水，现在晚上拿水漱一下口就行了，不用喝了。这是临床非常常见的一个问题。

乏力：这类患者会表现为乏力，身上没劲儿，自觉疲乏。可以是整体，也可以是局部。会表现为嗜卧，看见床亲，能坐着不站着，能躺着不坐着。这样的人，首先是精气神不够。这一点要注意与少阴病的区别。

情志：烦躁，也会表现为焦虑，严重的会出现抑郁。因为他长期无力，在身体上表现为乏力，在情志上表现为抑郁。也会表现为缺乏欲望，没激情。那么在身体上没劲儿了，男性就容易表现为早泄，时间长了基本都是阳痿。女性，那就是性冷淡。由于是身体出现了问题，所以在情志上会有这样的表现。

睡眠：睡眠质量差，所以经常入眠慢，以失眠为常见。小柴胡汤证，少阳是枢，少阳为枢。就像这个门一样的，门轴出问题了。开，打不开；关，关不上。从阴阳来看，阳入于阴，人能睡着，则寐；阳出于阴则寤，就醒。那么如果这个“轴”出问题了，门关不上，人就睡不着，门打不开，人就不清醒。很多柴胡桂枝汤证患者都会出现睡眠质量的问题。当然也有“门轴”出问题了，但是不严重，只是开关不顺畅。这类患者多可迁延日久而勉强生活，以至于不重视相关疾病的治疗，最终发展成重大疾患。

大便：大便不畅。因为枢机出了问题，所以在这里大便不管是干还是稀，一定是不畅，一定是难解。临床表现或者是量少，或者是次多，或者是便干。再一个是黏马桶，擦不净。这也是枢机不利的问题，说明有内湿，柴胡证的患者临床上大便情况是比较有特征的。

汗：易汗，有汗。要注意在本方证的状态下，如果无汗，应考虑柴胡葛根汤（相当于小柴胡汤与葛根汤的合方，也可以取一半量）。

体征：胸胁苦满，右胁叩击痛。患者会自己说：我这胸胁两边总是感觉里面难受，胀嘭嘭的。或表现为右胁叩击疼，大家注意，正确的叩击操作是：拿手放在患者的右胁处，在肋骨下缘，放到肋骨上，拿我们的手，握空拳，轻轻叩击我们的手背。这是正确的操作。这个患者如果有肝胆疾患的话，我们这样一叩击，这个患者会说："哎呦，痛。"这就是右胁叩击痛的表现。但是你把这个手拿出来，自己再敲一下，你再击胁，什么感觉？疼。这是不正确的操作。记住是拿我们的手垫在患者的右胁肋骨处，拿我们的空拳轻轻叩击。我们的目标是检查患者有没有右胁叩击痛，而不是给患者造成一个医源性的痛苦。

腹诊：这个方证是腹肌紧张，腹肌紧张通常是指腹直肌。患者平卧，放松，屈膝、屈胯，拿我们的手去按腹直肌，会有一定的紧张度。

发热：易发热，或常伴发热或低热或长期低热不退或有规律的发热。当然发热的时候，中午吃完药，给他啜热稀粥，覆被取微汗，这个疗效比较好。有些是休作有时的发热，先其时服药，并令小汗，佳。

怕风怕冷：恶寒，虽然偏重柴胡，但是太阳病证还是在的。《伤寒论》第1条：太阳之为病，脉浮、头项强痛而恶寒。所以这个患者恶寒，也可以表现为怕风、怕冷、厚衣。这是"为寒所伤，遇寒（风）加重，或者是遇寒犯病"。再一个是天气变化，比如说今天晚上要下雨了，今天他就会出现症状，也就是遇天气变化而犯病。我们戏称这个患者是"气象台"，天气变化他先知道，不管是脾胃病、心脏病、腰腿疼、风湿、类风湿等，都有先觉性表现。

呕：患者易呕，恶心，老百姓常表述为容易恶心，南阳人说是干哕。

不过，在另一方面不一定直接表现为呕，会表现为打嗝儿，或容易打嗝儿，或者患者表述为容易打嗝儿不畅，嗝儿出不畅、不顺等。

痛：头项强痛，支节烦疼，心腹卒痛。顽固性的、久治不愈的颈肩腰腿痛，很多都是“感冒后遗症”，尤其合病少阳的，你单从太阳上是解决不了的，你单从少阳也是解决不了的，这种要太阳、少阳同时去解决。所以像这样的患者我们中医科见了许多，很多都是经过多年的煎熬，仍久治不愈的。其实每个基本上都是一个“毁大师”的患者。尤其我们治疗颈肩腰腿疼痛有绝招的师友，在这样的人身上总是当时有效，可就是好不了，为什么？因为病根一直没有得到解决。你此刻就想一想：为什么在你那里没有好，到我这里很容易就治好了呢？一句“外证未去”说完了。

心下支结：胆区隐痛或者是按痛抑或是不舒服的感觉，患者通常自己告诉我们说：我这个地方有点隐疼，或者说我这里一按就疼。它其实也是偏实证的一个表现。

右胁叩击痛、腹肌紧张和胆区隐痛或不适感，都是本方证典型的一个体征。

休作有时：患者这个毛病时发时止，这叫休作有时。有的老师说，碰到一个患者大夏天还穿几套衣服，过了这个时间段又好了。为什么啊？恶风、恶寒。有这样一个表现，我们也叫寒热往来。

所以说这个毛病有时候加重，有时候又好了，和没病一样，有时候又有了，这种情况，非常多见。也往往容易耽误治疗。

与桂枝加厚朴杏仁汤证的区别：从这些角度大家看一看，它和桂枝加厚朴杏仁汤证相比，两个都会出汗，都会纳差，而桂枝加厚朴杏仁汤证是脾虚内积，是不能吃；柴胡桂枝汤证是“嘿嘿不欲饮食”，是不想吃。两者都会出现便秘。柴胡桂枝汤证，舌尖有郁点，有口苦，有胸胁苦满。当然腹肌紧张，桂枝加厚朴杏仁汤证也会有，但是不会出现右胁叩击痛。要注意这两个方证有很多相近的地方，我们临证中要注意两首方的区别。

这是本方证的识别。只要认准了这一点，那么“小到癌症，大到感冒”，我们才可以在柴胡桂枝汤的加持下，让患者顺利地走向康复的大道。

第五部分　趣谈沟通

有的老师习惯做一个“大医生”，患者来了，闭着眼睛一摸脉，摸完了之后，柴胡桂枝汤7剂就好了，就结束诊疗工作了。这是非常错误的。为什么？因为您中间缺少了与患者之间的沟通。

患者来了，来找涂医生，心里有很多问题。我病了才来看医生。没病，我干嘛来看医生？为什么找医生？有病，难受。我啥病？我哪儿生病了？我能不能好？多长时间能好？其实很多人都是带着这些问题来的。患者来了我们一定要跟他沟通，要不然我们的诊疗流程是不完整的。就像那个老大哥来了，我一摸他的脉，弦浮脉，一看舌头，舌脉吻合柴胡桂枝汤证，我就开始给患者做沟通了，我要告诉他哪儿有病。我说：“老大哥最近身上浑身没劲儿？”他说：“是。”我说：“最近不太想吃饭？”他说：“是。”我说：“睡眠也不好！”他说：“是。”我说：“大便解得不是很顺畅。”他说：“是。”我还悄悄地说：“你们夫妻生活方面，俺嫂子可不太满意呀。”他说：“对。”他补述：“涂医生，我这情况好几年了，这么多人给我看病，只有您给我这一身的问题都看出来了。”

这就是沟通。当然沟通的前提是要心中有数，而不是漫无目的地随意交流。我们有柴胡桂枝汤方证，你得能把它认出来。

我们有一位师友，在药店做坐堂郎中。患者一看是小丫头，年龄不大，都认为她没什么经验，去看病的都去找老大夫了。后来有一天来了一位老大姐，老大姐一看这小年轻坐在那儿没一个人找她看病，挺尴尬的，有点可怜她。于是老大姐找老大夫看完了之后，说：小姑娘你也给我摸摸脉吧。她闭着眼睛一摸脉，弦浮脉，请伸舌，一看舌尖红点，舌苔厚腻。

咱们的师友就说了："老大姐啊，您最近浑身没劲吧？"

老大姐答："是。"

师友："睡眠不太好吧？"

老大姐答："是。"

师友："不太想吃饭吧？"

老大姐："是。"

师友："大便也解得不顺吧？"

老大姐："是。"

师友："遇点凉，总是不舒服，有点怕风怕冷。"

老大姐："是。"

师友："早晨起来嘴巴总是有点苦！"

老大姐："是是是。"

然后老大姐感慨地说："我发现你这小姑娘比那老医生摸脉厉害多了。"

你看，其实她就是观其舌脉之后找到了柴胡桂枝汤方证，把柴胡桂枝汤证给她说了一遍。这就是沟通，这也表明了沟通的重要性。

找到了柴胡桂枝汤方证，我们也来看看咱们的师友回去的应用情况。我们有很多这样的例子。有一位师友到我们这课堂上听了一次课。有一天，一位患者找他说："医生啊，我和美容院约好了准备去做丰胸手术，可是我感冒了，你赶快把我感冒治好，要不然这个手术就耽误了。"他一听，什么？你要做丰胸手术，刚好感冒了。涂老师说了，感冒的时候，吃这个方，丰胸效果好。他就心想：那我知道了。于是看了脉证，确实吻合柴胡桂枝汤的方证，遂处方 9 剂。

过了几天，平顶山的这位师友把微信发到我这儿了：涂老师呀，柴胡桂枝汤吃完，患者的胸变得太大了，剩下的还能不能吃呀？

我说：什么情况啊？他说：那个患者如此如此这般，准备做丰胸手术呢，刚好感冒了，我给她开了 9 剂柴胡桂枝汤，她吃了几剂之后忽然发现变得太大了，赶快问问医生，剩下这两剂药还吃不吃？

这也说明这个方适证应用，确实有效。为什么她不发育啊？寒则收引，“感冒后遗症”，如是而已。女性乳房属胃，乳头属肝，这是一个肝胃不和的问题，是不是柴胡桂枝汤证，一看便知。

第六部分　临证方向

我们的医案，可以说是数以万计的，在这里我们把临证应用实践的问题，从大方向上为大家揭示一下，给大家做个参考。意在提醒大家，当我们临证中遇到此类情况时，可以往这个方向上去思考，以免临证彷徨。

第一，胆胃型感冒患者。对于这类患者，普通的感冒药吃完是不能彻底好的、是不除根儿的。这种患者受凉了，常伴口苦、纳差、大便不畅的问题，不管大便干或者是稀。同时我们用药时要注意：便秘的，我们建议空腹服，方中选用赤芍；便稀的，我们建议饭后服，方中选用白芍。

第二，焦虑、抑郁。焦虑、抑郁的患者是不是非常多呀？在情志上患者的乏力就会表现为焦虑、抑郁，很多人把这认为是心理疾病。但是我们发现这并不是什么心理疾病，当我们把患者的体质调好了，所谓的“心理问题”自然就可以迎刃而解。我们中医治疗抑郁基本是治一个好一个。吻合本方证的前提下，效果确切。

第三，乏力。一个人乏力之后就会影响其正常的生活、工作。很多人出现这样的情况，10 年、20 年也得不到解决，还会出现身疼、关节疼、颈肩腰腿疼这些方面的问题。这个方子（柴胡桂枝汤）应用得超级多，如果您忽略了本方，那么“毁大师”的故事，就经常会在你那里上演。现在很多患者感冒之后第一时间去打点滴，或者自行去药店购药。用完之后，发热是好了，但是，浑身没劲儿、不想吃饭，碰到这样解决不了的问题，要想到本方。

还有慢性乏力，因为患者全身都没劲儿，所以在局部他肯定也没劲儿，比如：脾胃乏力否？肠道乏力否？性功能乏力否？……这些都应该是我们可以想到的问题。

第四，口苦。很多患者口苦得受不了，以口苦为主诉的在临床上超级多，这样的患者往往合并有肝胆疾患，这也是我们要重视的地方。

第五，失眠。对失眠的患者建议：晚上那顿药液睡前服。

第六，反复感冒，尤其是老年人。为什么反复感冒？为什么久治不愈？旧有痼疾呀。宿有肝胆疾患，所以受寒了之后，吃感冒药时没有解决体质的问题，只把临时这一点寒解决了，病根却落下了。我们做医生一定不要犯这样的错误。

第七，长期低热。我们老百姓也叫“温烧”。其实就是感冒一直没好，而形成的一个长期温烧。这个服后啜热稀粥发汗最好。

第八，外感后长期身疼，也叫“感冒后遗症”。这个情况如果只是治疼痛，对不起，这个毛病出了您那个“绝招”的圈，治疼痛只解决局部问题，不解决整体问题，所以都是有效无果。柴胡桂枝汤从体质根本出发，可以达到标本兼治的效果。

第九，肝气窜。很多老师碰到过这个毛病，但是过去不知道是什么问题，也不知道怎么治疗。临床表现是：身上哪儿都不能按，按一下，就会打嗝儿。这其实是一个气机不畅的表现。柴胡桂枝汤对这种病症的治疗效果卓著。很多老师说了，我第一次听涂老师讲这一个肝气窜，觉得很好笑，后来发现真的有这种病，临床用之效验。

第十，胃疼，腹痛，肚子疼。治心腹卒痛，这首方子应用得非常多。

第十一，心脏神经官能症。心脏病人胸部憋闷，是典型的胸胀满。这个问题很多时候是本方证的一个慢性化的表现，因为查不出病因，所以就给起一个神经官能症的名字。

第十二，慢性鼻炎。大家要注意，慢性鼻炎很多也是一个“感冒后遗症”。

第十三，生气之后，奶水不足。尤其看舌尖有红点，和情志有关的，当产妇有肝胆疾患的时候，或者生气了之后，引起的产后缺乳，本方疗效卓著。奶水足的同时也可以瘦腰。如果不是本方证，那可能要考虑柔肝合剂或者附苓理中汤。前提是：本方证。

第十四，产后厌食。因为产后激素的变化而出现厌食，往往比较难治。产后病、月子病、产后厌食，是非常痛苦的事。产后厌食，不想吃，也会进一步导致产后缺乳，从而影响哺乳，进而影响孩子的健康成长，甚至影响家庭的和谐，但是柴胡桂枝汤如果用好了，疗效就很卓著。

第十五，产后感冒。尤其产妇刚生完小孩儿还要给孩子喂奶，抗生素不能随便用。但是我们这个方子用上去，感冒好了，胃口好了，奶水好了。大人、小孩都健康。产妇体质偏虚的话，我们可以用人参，也可以考虑加仙鹤草。

第十六，荨麻疹。荨麻疹，时发时止，尤其伴有汗出的，本方疗效卓著。大家注意，这种情况常伴舌尖红点、舌苔厚腻。如果是舌淡红，苔薄白，无汗的，要注意，柴胡葛根汤出现的概率就比较高了。

第十七，癫痫。尤其是有本方证的，腹肌紧张的，西医上叫腹型癫痫，这个临床治愈率很高。其实癫痫也是休作有时的，腹肌不紧张的疗效不太好。

第十八，脑瘫患儿。对于改善症状是非常好的，我们已经帮助相当一部分脑瘫患儿改善了症状。他们的生活质量及活动、语言、情志等方面都有明确的好转。

第十九，痔疮、痔疮疼痛。可以说适证应用一剂见效。

第二十，痔疮下血。两剂治愈的比比皆是。

第二十一，肛裂。肛裂非常难治，我们根据舌脉，柴胡桂枝汤适证应用，肛裂也可以愈合，你就把它看成“鼻炎”的另一种表现就行了。

第二十二，肛瘘。肛瘘是最难治的，本方有效果，为什么？肺开窍于鼻，肺与大肠相表里，大肠开窍于肛门，某种意义上可以把这个理解为感冒后，肺经对大肠经的一个影响，看作“鼻炎”。

第二十三，小儿抽动症。一说小儿抽动症，家长都吓坏了，这个治不好了吧？别担心，为什么抽？寒则收引，“感冒后遗症”而已。我们发现抽动、秽语，多伴有肝胆问题。抽动秽语综合征，很多是受寒后的一个“感冒后遗症”，我们治一个好一个，所以我们说“世界难题”有了经方就不再难了。《伤寒论》广为人知，却又不为人识。我们都知道抽动秽语综合征，我们也知道《伤寒论》，我们还知道柴胡桂枝汤，但您是不是能联想到一起呢？

我家邻居有一位姐姐，她的小孙子是五岁半，就是这毛病。我一看，这小孩舌尖郁点，脉弦浮，直取柴胡桂枝汤。吃了一次，不打人，不骂人了，再吃，不多动了。继续吃，能踏踏实实坐下来学习了。其实这就是体质出了问题，如是而已。

第二十四，口吃。俗称结巴舌。本方特效。我上中学的时候，我的同桌就是这毛病。你问他：您今天吃饭了没有？他说：吃……吃……吃……吃过了。这样的问题是很痛苦的。后来他去报口吃矫正学习班，不知道花了多少钱，到最后回来也没有好。不过，他却学到了造成口吃的秘密。什么秘密？其实每个人都口吃。人在紧张的时候会出现口吃的情况，是不是？柴胡桂枝汤治疗口吃有特效，但是如果你不知道，那真的是没招。可是这样的情况，对我们来说信手拈来。

第二十五，食入无味，鼻不闻味。效果确切。

第二十六，嗜睡。这样的患者，其实就是感冒后乏力的一个表现。柴胡桂枝汤证比较多见。

第二十七，劳累后失眠。人们一般常说：越累越能睡着。而实际上越劳累越失眠的情况也不少见，那么用这个方子常可取得确切疗效。

第二十八，尿失禁。我们可以把它看作是一个“流鼻涕”啊，只不过是发生的地方不一样而已。其实，这种情况也是“枢机不利”的一个表现。我们用这个方子，效果也不错。

第二十九，丰胸。这个方子什么时候用呢？感冒的时候用，服完药，中午啜热稀粥发汗，把寒发掉了，很多人都会有意想不到的效果，这个方向也是我们用得非常多的。

第三十，疣。疣的问题，其实是什么？自身传染性病毒。我们也把它看作是“感冒”，只不过这个病毒有点大而已。

第三十一，过敏性紫癜。别怕！西医一说这个毛病很多是让终身服药，而且是治不好的，上来就是激素。时间长了，骨质疏松、股骨头坏死、满月脸、水牛背、高血压等一系列问题就来了。但是当符合本方证的时候，柴胡桂枝汤加上仙鹤草 60 ～ 120g，特别有效。当然如果这个患者阳气不足了，可以再加制附片 30g。

第三十二，肾炎（水肿、蛋白尿）。尤其是肾炎，很多都是感冒引起的，所以也可以说是“感冒后遗症”。有外感的时候，不要去治肾炎，直接给他治感冒。用哪个方子呢？就用柴胡桂枝汤。结果我们发现感冒好了，肾炎跟着就轻了，但是你如果还用以前的治疗方案，那么就有可能没效，甚至会加重。

第三十三，癌症患者的感冒。很多癌症患者在治疗过程中会出现外感。尤其是三阴病，吴茱萸汤证、泽漆汤证等。在治疗过程中，从阴出阳，有时候会以感冒为表现，出现柴胡桂枝汤证的居多。癌症患者出现外感，从阴出阳是好事，但是这个时机要把握好，用柴胡桂枝汤往往收效甚大。

为什么我们经常说：经方治病，小到癌症，大到感冒。为什么？因为癌症，您辨证精准了，就是医体质。这固然是一个慢性病，但一个典型方证，辨准了，很多时候一鼓作气也就治好了，从这个角度讲就是相对简单。但是感冒很麻烦，上午来看病，可能下午他就变了，感冒在表，变化匆匆。所以过去有句话叫：走马看伤寒。您真的能把这个感冒治好，那么他的身体会越来越好。不是说你给患者吃几片退烧药，马上不烧了就算治好，那是错的，那不算治病。

你给患者的病治好了，他胃口好了，精神比以前好了，身体比以前好了，达到这一目标才算治好。所以你能把感冒治好，说明你的基本功特别好。

第三十四，重症肌无力。这可以看作是乏力的一个极端表现，本方证尤其对上半身重症肌无力效果相当好。

第三十五，脑中风先兆。中老年人出现本方证的偏多。临床研究，老年人出现柴胡桂枝汤证的体质状态，在3年之内，如果不积极干预，出现中风的概率是25%。所以发现本方证时要告诉患者：药一定要吃够疗程。你不要给他吃上3剂，他说好了，你就说好了算了，省点钱吧。这样的话就等于把他坑了。等到他哪一天忽然嘴巴歪了，走路一个胳膊挎着筐，一条腿划着圈儿，再来的时候，就不是几剂药能解决的事儿了。所以要让他多吃几剂，把病根除掉，不要等严重了再背篙撵船，那难度就有点儿大了。

第三十六，祛斑。祛什么斑呢？雀斑。雀斑是斑里面最难治的，但是本方效果非常好，尤其对女性、儿童见效比较快。社旗县有一小丫头，9岁，脸上长斑了，她奶奶马上带过来到我这儿开几剂药，吃完马上好转。

第三十七，腹泻、便秘。腹泻，我们注意要用白芍，还要注意饭后服。便秘的患者，我们用赤芍，建议空腹服，这样可以增强本方的疗效。

第三十八，见凉腰疼。这其实也是"感冒"的一个表现，伤寒而已，这也是遇寒发病。

第三十九，胆囊炎、胆结石等肝胆疾患。我们在临证中发现，很多慢性病其实都是"感冒后遗症"。

第四十，高血压。很多人用完柴胡桂枝汤，发完汗之后高血压好了。在门诊中我们见得特别多，为什么呢？很多人是感冒了，感冒之后，寒则收引，血管收缩了。这时候我们用药让他发汗，汗一发，这个血管收缩的作用力与反作用力不存在了，血管不寒了，不收缩了，它不挤压血液，血液也不挤压它，血压自然就下来了。

第四十一，高血糖。高血糖不是说一定都是柴胡桂枝汤证，但是柴胡桂枝汤证出现得非常多，西医学叫糖、脂肪、蛋白质三大代谢紊乱综合征。三大代谢紊乱而已，你把它盯准了，这个紊乱纠正了，他自然就好了。

第四十二，闭经。闭经其实是受寒之后，寒则收引了，这个地方"不透气"而已，很多人服用柴胡桂枝汤发汗的过程中就改善了。

第四十三，手脚抖动、风湿性关节炎、类风湿关节炎、淋巴瘤、肝癌、肺癌、食管癌、卵巢癌，等等，不胜枚举。

我们分析一下，很多中老年人在肝胆疾患的基础上受寒，寒邪在表就表现为感冒。这个表邪没有及时解决，往里就在四肢上表现为支节烦疼。支节烦疼再没解决就表现为身体紊乱，如高血脂、高血压、糖尿病等，再往里发展就是脏腑的疾病，这时候还没及时把它压制住，身体到最后控制不了了，一直无限发展，就变成什么？就变成了癌症。

你得了癌症，说吃一剂药就好是不现实的，但是我们拿这首方，帮助很多患者缓解了病情，改善了症状。很多经过西医学的化疗、放疗，甚至放弃治疗的，我们给他吃完这个药之后，病情斗有明显好转。

第四十四，慢性咽炎。为什么会形成慢性咽炎？第一，外感本来就没好。第二，合并胆囊炎、胆汁反流，胃酸反流，反流之后长期刺激咽部，造成局部水肿，进而形成慢性咽炎。我们把其体质调好了，咽炎自然可以治疗好。

第四十五，牛皮癣。肺主皮毛，我们拿这个方治疗的皮肤病，那也是非常的多。

第四十六，痛风。痛风其实是一个正邪长期交争，又加代谢不利，也因枢机不利的表现。

第四十七，强直性脊柱炎。此乃受寒而久久不去是也。

第四十八，过敏体质。平顶山有一个小姑娘，二十几岁，易过敏，我给她吃了一个星期的柴胡桂枝汤。她再来的时候可高兴了，说：涂医生，我来之前特意吃了一次蒜，过去我一碰到蒜就会过敏，现在我吃了也没有过敏。她非常高兴，说明疗效比较确切。

第四十九，眨眼睛、抽鼻子、窝口、清嗓子。本方证出现的概率大。此类病人往往四处求医乏效，应用柴胡桂枝汤后疗效确切。但这一点也要做好与桂枝加厚朴杏仁汤的方证鉴别。

第五十，五十肩。这其实是颈肩腰腿疼的一种。

第五十一，股骨头缺血。

第五十二，白血病，等等这些疑难杂症。

我们这首方其实什么病都不治。所以经常有人问我治啥病，我说我啥病都不治。但是我们很多活生生的案例，很多被现代医学放弃的在这里给用完本方之后，疗效卓著。那我们治什么？答案：治人。

那么你是不是能把这个方证认出来？

在方证吻合的前提下，所治之病，何止万千？

第七部分　方后注意

方开好就好了吗？非也。我们一定要注意以下几点。

第一，遵古煎法。应用原量方时，一定要去渣重煎，若不去渣再煎，吃了会难受。

第二，只煎一次。曾经有一位女患者到我这儿，我看舌脉吻合柴胡桂枝汤。吃完药后她来给我描述："涂医生啊，我上次到你这儿，你给我摸完脉，把我一身的毛病都说得清清楚楚的，我可高兴了。我到哪儿去看病，吃完药我这毛病都没效果，结果你给我开的那个方，吃了一剂后，我身上的十几种毛病都好转了。这么多年我从来没吃过疗效这么好的药，我实在不舍得把药倒了，就把这药渣子拿出来又煎了一次，结果喝完浑身难受。我就想了：奇怪了，为什么同样的药这次喝了又浑身难受了？我拿出你的名片一看，上面写着只煎一次。我就把那个二煎的药液倒了，又拿了一包新的药煮了一遍，喝完之后又好了。我发现，听你的话就是好得快。"我说："那当然，因为那是老祖宗传下来的经验呀，是经过验证的。"

她在这儿说，跟诊的那几位老师都在那儿笑，并说："涂老师让你只煎一次，你自己煎两次，受罪了吧，下一次知道了吧，一定是只煎一次。"

所以有时候我们不能凭空想象，仲圣先师所述方剂，每一味药、用量、煎法、服法都是有深刻道理在里面的，我们不知道不等于没有。有时候也有患者煮三次放一起服用，这也是不正确的。它煎出来的成分和我们所需要的成分不是一回事儿。如果这个患者煮了二煎、三煎，喝完不舒服怎么办？这药不要了，重新拿一剂煮头煎再喝，就可以解决这个问题。

第三，药引。这个药引不能吃，有的人吃完之后会难受，这样的例子也有。如果误食了药引，重新拿一剂再煮头煎再喝，可以解决这个问题。

第四，伴发热的要中午服后，啜热稀粥，发小汗。早上、晚上不用发，发到什么程度：要小汗，不要大汗，大汗则亡阳，或者容易伤津液。感觉微微出汗就行了。天冷时发汗，捂被子发汗是最难的，最佳办法是拖地。

第五，高热的与急重症的。服用本方，要小促期间。为什么啊？间是什么？服药的间隔。促，缩短、急促。缩短服药的间隔。什么标准？可以一个小时服一次，半日内连服三次。尤其是高热的重症，连服到什么情况呢？连服到大便出、热退。可以一天喝 3 剂都没问题，用这个方法一般来说可以快速见效。如果见效慢，有时候患者慢慢就着急了、失去信心了，我们用这个方法可以让患者及时看到疗效。

第六，失眠的。需要注意的是，失眠患者，晚上那顿药可以睡前服用。

第七，赤 / 白芍药之用。常规情况下，便秘者用赤芍，空腹服；腹泻者用白芍，饭后服。

再一个，舌苔偏薄白的、舌苔薄白的，注意这种情况下我们选用白芍偏于补虚，因为这个患者是偏于桂枝汤证的。柴胡桂枝汤可能偏重柴胡证的较多，但是毕竟也有偏重桂枝汤证的。舌苔偏厚腻的选用赤芍，以脉弦浮为其证眼。

第八，药材质量。我们所用的柴胡都是北柴胡，柴胡用是柴胡根。那么质量好坏还有一个问题——价格。有时候你说我想买一个便宜的，结果你买是买到了，但是疗效跟着也降低了。

第九，服后便多。要注意，也有的人用完本方之后会拉肚子。我们要提前告诉患者拉肚子是正常的，是一个排病反应。这个方里面没有直接引起拉肚子的药，但为什么会拉肚子呢？这其实是体质好转的一个表现。体质好转了，身体自然有清理垃圾的能力。垃圾清理完了，身体自然就好了。所以我们要懂得跟患者多沟通。或者有些本来便秘的患者吃过药后不便秘了，本来有拉肚子情况的吃了药后不拉肚子了。

柴胡是一味推陈致新的药，是“砸烂一个旧世界，建设一个新世界”的。所以便秘的患者吃完药之后便秘会缓解，也有很多人会出现大便次数增多。有一位患者，吃药过程中，刚开始大便正常，后来大便一天六七次，再后来一天四五次，再后来一天一两次。不是说柴胡的量大啦，而是它推陈致新把原有毛病通过大便的形式排出去了！自然人的身体就好了，所以同一个人、同一个方，前面吃药后拉肚子，后面再吃却不拉肚子，这是正常的。但是你提前要跟患者做沟通，如果不沟通，有些患者虽然吃完挺好，可就是因为拉肚子，后来他自己把药停了，因为他觉得自己不应该拉肚子。可是，如果这“垃圾”不扫出去，这个“房子”里面就不干净。这就有可能会耽误疾病的治疗。

我们常说：事前做的叫沟通，事后做的叫掩饰。诸君切记!

第八部分　应用缘由

为什么现在柴胡桂枝汤方证出现得这么多？

第一，时代背景。大家生活条件好了，大鱼大肉吃得多了。我们胆囊分泌的胆汁是用来干什么的呀？消化蛋白质的。所以你大鱼大肉吃得多是不是增加肝胆负担了呢？

第二，生活压力大。现在大家的生活压力普遍偏大，所以很容易造成情志方面的问题，出现柴胡证是不是就多了呀？

第三，空调的影响。比如说：寒冷的冬天，屋里有空调、暖气，温度一般都在二十度上下，而外面却很冷，那么温差大了之后是不是就容易感冒了？炎炎夏日，屋外三十多度，你待在车里或者屋里，产生将近二十度的温差，这样是不是也容易感冒？

第四，晕厥、醉酒、食冷饮、要风度不要温度。皆易被寒所伤。

小 结

当你给患者交代完，而且所有的工作都做完了，这个患者诊断都明确，但就是没有效果时，千万不要总想着是仲圣先师这个方子不对，而应该考虑是不是我们哪个环节出问题了：是药出了问题？煎法出了问题？服法出了问题？或者说服后注意事项出了问题？这些都有可能是造成疗效不好的原因。细节决定成败，我们的目标是要成，不要败，所以细节一定要盯准。

我们盯准了他的体质、药物质量有保证、煎服方法正确、患者注意忌口，那么见效率都是非常高的。当然你说我用这个方子百分之百都能把病治好，那也是不可能的。仲圣先师说了：虽不能尽愈诸病，庶可以见病知源，若能寻余所集，思过半也。其实我们有仲圣先师的支持，有经方的支持，我们有众多临床经验的参考，很多时候是可以创造出临证奇迹的，是能达到患者的目标或者我们期望的目标。但别管什么方法都不是万能的。

下篇

柴胡桂枝汤临证实验录

扎根千年的古方，有着人所不知道的力量。

经方的临证应用，我们只是管中窥豹而已。

我们无意于统一思想，我们只是开拓了一点视野而已。

我们最感兴趣的是：仲圣先师为我们传承的经方，究竟能解决什么问题?

我们最最感兴趣的是：透过《伤寒论》，我们能知道怎么解决问题!

我们知道答案在哪里。

第一部分　柴胡桂枝汤临证阐微

南朝·梁·刘勰《文心雕龙·神思》：至精而后阐其妙，至变而后通其数。

达到最精粹的境界，而后才能阐述它的妙处；

达到最微妙的变化，而后才能通晓它的规律。

《伤寒论》第146条：**伤寒六七日，发热，微恶寒，支节烦疼，微呕，心下支结，外证未去者，柴胡桂枝汤主之。**

一、我是谁——患者

伤寒：为寒所伤。

伤寒三要义：为寒所伤，遇寒发病，遇寒加重。

六七日：病情迁延，体质问题，慢性化，迁延化。

《伤寒论》第8条：**太阳病，头痛至七日以上自愈者，以行其经尽故也。**

此处"伤寒六七日"，显然仍未愈。

二、为什么是我

为什么是我有这个病？

答曰：体质基础使然。

《金匮要略·脏腑经络先后病脉证第一》

第15条：**夫病痼疾，加以卒病，当先治其卒病，后乃治其痼疾也。**

第16条：**师曰：五脏病各有得者愈，五脏病各有所恶，各随其所不喜者为病。**

第17条：**夫诸病在脏欲攻之，当随其所得而攻之。如渴者，与猪苓汤，余皆仿此。**

三、发热、微恶寒

《伤寒论》第7条：**病有发热恶寒者，发于阳也；无热恶寒者，发于阴也。**

此发热者，结合脉象，当为有力之脉。

先定体质基础：病发于阳，当于三阳病中求之。

微恶寒：恶寒者，不喜欢，憎恶，害怕也。

有“一朝被蛇咬，十年怕井绳”之意。

为寒所伤，故有恶寒之实。

《伤寒论》第1条：**太阳之为病，脉浮、头项强痛而恶寒。**

此恶寒，为太阳病的临证表现之一。

四、支节烦疼

《灵枢·经脉》曰：**胆足少阳之脉，起于目锐眦，上抵头角，下耳后……出膝外廉，下外辅骨之前，直下抵绝骨之端……是主骨所生病者……胸、胁、肋、髀，膝外至胫、绝骨，外踝前及诸节皆痛。**

支：分支、四肢。

节：关节。

烦：《经籍纂诂》中注解“烦”有“犹剧也”之意。

此处引申为严重、厉害、剧烈之意，仅言程度之重。

支节烦疼：四肢、关节有较严重之疼痛。

《伤寒论》第 91 条：**伤寒，医下之，续得下利，清谷不止，身疼痛者，急当救里；后身疼痛，清便自调者，急当救表。救里宜四逆汤，救表宜桂枝汤。**

《伤寒论》第 372 条：**下利腹胀满，身体疼痛者，先温其里，乃攻其表，温里宜四逆汤，攻表宜桂枝汤。**

《伤寒论》第 387 条：**吐利止，而身痛不休者，当消息和解其外，宜桂枝汤小和之。**

这里“支节烦疼”，有少阳经脉、经气不利之证与症状，亦有桂枝汤之所主之证与症状。

注意：这是少阳证不等同于小柴胡汤证的临证表现之一。

五、微呕

《伤寒论》中多以“呕”借指少阳病。

如《伤寒论》第 61 条：**下之后，复发汗，昼日烦躁不得眠，夜而安静，不呕，不渴，无表证，脉沉微，身无大热者，干姜附子汤主之。**

《伤寒论》第 61 条之“不呕”：此处指无少阳证。

而《伤寒论》第 146 条中“微呕”，指柴胡证之心烦喜呕。

《伤寒论》第 96 条：**伤寒五六日，中风，往来寒热，胸胁苦满、嘿嘿不欲饮食、心烦喜呕，或胸中烦而不呕，或渴，或腹中痛，或胁下痞硬，或心下悸、小便不利，或不渴、身有微热，或咳者，小柴胡汤主之。**

六、心下支结

心下：中脘、胃脘所在区域部位。

支：①支撑；②侧支，分支，旁支；③心下侧支（枝）：右边为胆区。

许多患者主诉胃脘易于撑胀，或右胁弓下时有隐痛，不适，为“心下支结”的临证表现之一。

结者：滞也，不通、不顺、不畅也，如绳结般。

心下，旁边如有物支撑感而胀满或疼痛或不舒。

为什么支（旁支）结?

体质基础，宿有肝胆疾患。

所以，同样为寒所伤，身体的反应，出现的症状，所患之病，出现的证，均不一样，即因为此也。

七、外证未去者

外证未去者，说明表证仍有。

注意：在本方证中表现为太阳中风证之桂枝汤证。

《伤寒论》第 1 条：**太阳之为病，脉浮、头项强痛而恶寒。**

当有表证之表现：*鼻孔吸凉气不适（鼻孔恶风）。
*恶风（有风则恶、无风则安）。
*恶寒（厚衣）。
*鼻不畅等。

《伤寒论》第 13 条：**太阳病，头痛，发热，汗出，恶风，桂枝汤主之。**

此亦是与小柴胡汤证的鉴别要点。

八、柴胡桂枝汤主之

主之：他说了算，他当家做主，谓“主之”。

九、《金匮要略·腹满寒疝宿食病脉证并治第十》

附方（唐·王焘《外台秘要》柴胡桂枝汤方）：**治心腹卒中痛者。**

十、《长沙方歌括》——清·陈修园

柴胡桂枝汤方歌：

小柴原方取半煎，桂枝汤入复方全，

阳中太少相因病，偏重柴胡作仔肩。

注：仔肩，担负、承担责任。

十一、柴胡桂枝汤方

柴胡桂枝汤方（抄本方）

注："抄本方"是表明此处引用方组为《伤寒论》传承至今传抄本上所载之方。

桂（去皮）一两半　黄芩一两半　人参一两半　甘草（炙）一两　半夏二合半（洗）　芍药一两半　大枣六枚（掰）　生姜一两半（切）　柴胡四两

上九味，以水七升，煮取三升，去滓。温服一升。

注：本云人参汤，作如桂枝法，加半夏、柴胡、黄芩，复如柴胡法。今用人参作半剂。

说明：此处"作半剂"三字揭示抄本方所载方量为宋代先贤整理撰用之方量，而旧有全剂量方为言外之意，此不言自明也。

作如桂枝法：如桂枝汤煎服规范方法。

复如柴胡法：又如同小柴胡汤方煎服法。

应用本方时需注意以下几点：

首先是度量衡标准。因为这牵涉药量比例，直接影响煎煮成分等并最终影响到对应的疗效。故是应用本方的关键点所在。

其次是具体药物。

最后，是方、煎法、服法、禁忌。

下面我们来具体讲一下。

1. 度量衡标准

参考普通高等教育“十一五”国家级规划教材、全国高等中医药院校规划教材，王庆国教授主编的《伤寒论讲义》附录三“古今度量衡换算”如下。

（1）汉代度量衡单位换算

重量：1 斤 =16 两

1 两 =24 铢

容量：1 斛 =10 斗

1 斗 =10 升

1 升 =10 合

（2）汉代与现代剂量折算

	汉代	现代
重量	1 斤	250g
	1 两	15.625g
	1 铢	0.651mL
	1 斛	20000mL
容量	1 斗	2000mL
	1 升	200mL
	1 合	20mL

我们探讨《伤寒论》《金匮要略》的方子时，要从其本来面目处着眼，以此为参照标准。

2. 药物

（1）柴胡

刘渡舟教授研究发现，经方所用的柴胡应为北柴胡之根，其他品类非正品。

（2）芍药

据考证，汉医圣时代芍药并无白芍与赤芍之分；芍药分赤白，从南北朝梁代陶弘景始。

医圣张仲景所用的芍药，均未言炮制，当为没有炮制的赤芍。临证可根据患者的体质、病情选用赤芍或白芍，以取得更好的疗效。

（3）桂枝

《神农本草经》牡桂条下，郭璞注云：“一名肉桂，一名桂枝，一名桂心。”可知一物三名。经方之桂枝去皮者，乃去肉桂外层之粗皮也，故《外台秘要》《千金要方》皆称桂心。

桂枝与肉桂分开用，始于张元素、李东垣、王好古等人。此为后世的用法，医者当知用药所自，临证则不迷茫。

最早的医方书中，作为药名，最早称“桂”，唐以前的医书记载的桂类药，都是树皮制品，并无嫩枝入药之例。

唐《新修本草》解释：嫩枝的肉厚的树皮为桂枝，其除去木栓层的为桂心，二者并无本质的区别。

在公元前 168 年埋葬的马王堆 1 号汉墓出土的陪葬的植物香料中，其中的桂皮，是已除去了粗皮的桂皮，即肉桂，而在出土的桂类中，没有嫩枝。

11 世纪宋政府校正、刊行仲景医书时，为统一体例，将不同版本中的“桂”统一为“桂枝”，而引起今人之困惑。

由此理解，则不至于将本来之桂（去皮）误解为现代之桂枝（去皮）了。

在此并非否认现代桂枝的药用，桂枝在实践中也是广泛应用且很有效的一味药物，笔者临证，亦常据证使用，以上考证，仅为对桂枝“去皮”之真实含义探讨，不至歧路亡羊也。

（4）人参

《神农本草经》云：气味甘、微寒，无毒，主补五脏，安精神，定魂魄，止惊悸，除邪气，开心明目，益智，久服，轻身延年。

临证应用之人参，有人参之说，有党参之说，亦有沙参之说，或以太子参代之者，临证唯以取效为用。

笔者临证，常用党参，虚羸者则用人参效更佳，党参为桔梗科植物，人参为五加科植物，功效差异显存，太子参属石竹科植物。

（5）半夏

洗者，洗去表面黏液也，南阳民间俗称半夏为“闹狗蛋”，因新鲜的生半夏外表的黏液与芋头表面的黏液相似，粘着皮肤有较强之刺激性，故入口麻至失音，而洗去黏液则平和，水煮之后，味如芋头，亦无明显不良反应，入口食之亦如芋头之味，医圣仲景之干姜人参半夏丸，赤丸亦用半夏内服，可证实，适证应用，有利无弊也。

《金匮要略·妇人妊娠病脉证并治第二十》第六条：**妊娠呕吐不止，干姜人参半夏丸主之。**

干姜人参半夏丸：

干姜一两　人参一两　半夏二两

上三味，末之，以生姜汁糊为丸，如梧子大，饮服十丸，日三服。

《金匮要略·腹满寒疝宿食病脉证并治第十》第十六条：**寒气厥逆，赤丸主之。**

赤丸方：

茯苓四两　乌头二两（炮）　半夏四两（洗）　细辛一两

上四味，末之，内真朱为色，炼蜜丸如麻子大。

先食饮下三丸，日再夜一服，不知，稍增之，以知为度。

（6）甘草（炙）

小篆字形：肉在火上烤。

本义：烧烤，把去毛的兽肉串起来在火上熏烤。

《说文解字》：炙，炮肉也，炮当作灼。

现通行之炙甘草，为蜜炙甘草，查《伤寒论》《金匮要略》并无蜜炙的显示。

《汉语大词典》：把药材与液汁辅料同炒，这是后世的制法。

笔者临证，常用蜜炙甘草，所论经验亦然。

（7）大枣

当用干枣，掰开以利于煎出有效成分。新鲜的湿枣为非。

医圣仲景即论以数，则无论大小，径取数可也。

注：所有作为药引之枣，不宜再取食，或有食之而引起不适者，经验多例。

3. 方、煎法、服法、禁忌

（1）作如桂枝法

桂枝汤方（抄本方）

桂枝三两（去皮） 芍药三两 甘草二两（炙） 生姜三两（切） 大枣十二枚（掰）

上五味，㕮咀三味，以水七升，微火煮取三升，去滓，适寒温，服一升。服已，须臾，啜热稀粥一升余，以助药力，温覆令一时许，遍身漐漐，微似有汗者益佳，不可令如水流漓，病必不除。若一服汗出病瘥，停后服，不必尽剂。若不汗，更服依前法。又不汗，后服小促其间，半日许，令三服尽。若病重者，一日一夜服，周时观之。服一剂尽，病证犹在者，更作服。若汗不出，乃服至二三剂。

禁：生冷、黏滑、肉面、五辛、酒酪、臭恶等物。

注：诸汤皆仿此。

桂枝汤（现用方）

方组：桂枝45g，赤/白芍45g，炙甘草30g，生姜45g（切），大枣12枚（掰）。

煎服方法：加冷水1400mL，泡40分钟以上（泡透），大火煮开，小火再煮40分钟，余下600mL，去渣，分三次温服，服后啜热稀粥，覆被取微汗（不宜大汗）。若一服汗出病瘥，止后服，不必尽剂。若服药后，过两个小时汗不出者，更服如前法；仍不出汗，后服小促其间，半日许令三服尽。若病重者，一日一夜服，周时观之。若服一剂尽，汗不出者，乃服至二三剂。

禁忌：生冷、油腻、五辛、肉面、臭恶、水果、饮料、牛奶、绿豆、豆腐、猪肉等。

（2）复如柴胡法（小柴胡汤八法）

小柴胡汤方（抄本方）

柴胡半斤　黄芩三两　人参三两　半夏半升（洗）　甘草三两（炙）　生姜三两（切）　大枣十二枚（掰）

上七味，以水一斗二升，煮取六升，去滓，再煎取三升。温服一升，日三服。

若胸中烦而不呕者，去半夏、人参，加栝楼实一枚。

若渴，去半夏，加人参，合前成四两半，栝楼根四两。

若腹中痛者，去黄芩，加芍药三两。

若胁下痞硬，去大枣，加牡蛎四两。

若心下悸，小便不利者，去黄芩，加茯苓四两。

若不渴，外有微热者，去人参，加桂枝三两，温覆微汗愈。

若咳者，去人参、大枣、生姜，加五味子半升、干姜二两。

小柴胡汤（现用方）

方组：柴胡 125g，党参 45g，制半夏 60g，生黄芩 45g，炙甘草 45g，生姜 45g（切），大枣 12 枚（掰）。

煎服方法：加冷水 2400mL，泡 40 分钟以上（泡透），大火煮开，小火再煮 40 分钟，余下 1200mL，去渣，余下药液再煮 40 分钟，余下 600mL，分三次，一天热服。

禁忌：牛奶、酸奶、饮料、绿豆、绿豆芽、辛辣、生冷、寒凉、猪肉等制品。

柴胡桂枝各半汤（现用方）

方组：柴胡 60g，半夏 20 ～ 30g（洗），人参 / 党参 20g，黄芩 20g ，炙甘草 20g，桂枝 20g ，赤芍 / 白芍 20g，生姜 20g（切），干枣 6 枚（掰）。

煎服方法：加冷水 1400mL，泡 40 分钟以上（泡透），大火煮开，小火再煮 40 分钟，余下 600mL，去滓，分三次，一天热服，服后喝热稀粥 200mL，覆被取微汗。

禁忌：同上。

柴胡桂枝汤原量方（现用方）

方组：柴胡 125g，半夏 60 ～ 120g（洗），人参 / 党参 45g，黄芩 45g，

炙甘草 45g，桂枝 45g，赤芍 / 白芍 45g，生姜 45g（切），干枣 12 枚（掰）。

煎服方法：加冷水 2400mL，泡 40 分钟以上（泡透），大火煮开，小火再煮 40 分钟，余下 1200mL，去滓，余下药液再煮 40 分钟，余下 600mL，分三次，一天热服，服后喝热稀粥 200mL，覆被取微汗。

禁忌：同上。

十二、方证特点

1. 旧有宿疾，又得外感。

2. 宿有肝胆疾患。

3. 柴胡证体征：胸胁苦满。

4. 情志问题：烦，抑郁、焦虑。

5. 舌质易偏暗，舌中裂弯曲，舌中轴弯曲。

6. 舌尖郁点（小红点）。

7. 舌苔厚（常）：偏于小柴胡汤证，即舌上单边厚腻苔、双边对称厚腻苔、舌边一圈泡沫或舌上散在泡沫。

舌苔薄（变）：偏于桂枝汤方证。

8. 脉弦浮（左关或右寸关或双关或双关尺；右寸不浮紧——无麻黄证）。

脉沉或手指冬凉夏烫（变证：兼少阴机转）。

9. 纳差（乏食欲，不想吃）。

10. 眠差（易失眠）。

11. 大便不畅，粘马桶，或干或稀。

12. 多伴疼痛症状。

13. 有腹肌紧张（腹直肌紧张如棒状）。

14. 中脘周围不适。

15. 季胁部抵抗感。

16. 兼表证：恶风、乏力最常见。

17. 晨口苦。

18. 易口干（喜饮，或吃饭只吃稀不吃干）。

十三、用方注意

1. 遵原煎法，只煎一次，分次服。若服二煎，造成不适者，可用头煎药液内服解救。

2. 小促其间的服法意义：补药力不足，快速痊愈。

3. 不能用高压煎药机煎服（服机煎药液无效者，多例）。

4. 失眠者：晚上那顿药液睡前服。

5. 便秘者：用赤芍，空腹服。

6. 腹泻者：用白芍，饭后服。

7. 手指冬凉夏烫者：少阴阳虚，加制附片 30 克，泡透同煎。

8. 舌苔偏薄者：用白芍，补虚为主（偏于桂枝汤方证）。

9. 舌苔偏厚者：用赤芍（偏于小柴胡汤方证）。

10. 以弦浮脉为证眼之一。

11. 外感后遗症。

12. 病入少阳，太阳病症状减，故多为人忽之。以乏力、嗜卧、精神不振等为常见症状，尤以弦浮脉为伴随脉时，要注意甄别。许多功能性疾病（现代仪器查无明确结果的）多有此方证。

13. 用党参时，常加仙鹤草以加强药效。

注意：麻黄证患者不宜本方（右寸脉浮紧者）。

反证：本方宜于右寸不浮紧者。

十四、本方证出现的背景

1. 体质：宿有肝胆疾患。

2. 体质有气机不畅（枢机不利）的特征（可外现为舌上郁点等）。

3. 有胸胁苦满。

4. 暴饮暴食肥甘油腻，引发或加重肝胆疾患（如节假日聚会餐饮等）。

5. 压力大而引发的情志问题，继发肝胆功能受影响。生活节奏快，各种社会压力为大背景。

6. 温差，（优越的生活条件如空调、暖气等的广泛应用）产生过大的温差而形成伤寒的诱因，以伤寒为寒所伤为常见表现。

7. 旧有宿疾是造成枢机不利体质的潜在因素。

8. 内湿体质，影响运化。

9. 醉酒、冷饮、晕厥、要风度不要温度，皆易被寒所伤。卒病加以痼疾，本方多见。

十五、方证鉴别

本方证以下特征区别于小柴胡汤。

1. 太阳病桂枝汤方证的表现：怕冷、恶风、厚衣者多见，表证为常，脉以偏浮为主。

2. 易于汗出。

3. 支节烦疼。

4. 心下支结。

5. 腹直肌紧张（芍药证）。

6. 疼痛的症状表现。

7. 脉：左关弦浮有力。浮，说明表邪未解；脉位于左关，说明病有少阳，或表邪误治，致入少阳。

右寸关弦，浮有力：表邪未解；肝木克脾土之象。

《伤寒论》第266条：**本太阳病不解，转入少阳者，胁下硬满，干呕不能食，往来寒热。尚未吐下，脉沉紧者，与小柴胡汤。**

《伤寒论》第99条：**伤寒四五日，身热恶风，颈项强，胁下满，手足温而渴者，小柴胡汤主之。**

《伤寒论》第37条：**太阳病，十日以去，脉浮细而嗜卧者，外已解也。设胸满胁痛者，与小柴胡汤，脉但浮者，与麻黄汤。**

十六、附

《伤寒论》第40条：**伤寒表不解，心下有水气，干呕，发热而咳，或渴，或利，或噎，或小便不利、少腹满，或喘者，小青龙汤主之。**

麻黄（去节） 芍药 细辛 干姜 甘草（炙） 桂枝（去皮）各三两 五味子（半升） 半夏（半升，洗）

上八味，以水一斗，先煮麻黄，减二升，去上沫，内诸药，煮取三升，去滓，温服一升。

若渴，去半夏，加栝楼根三两。

若微利，去麻黄，加荛花，如一鸡子，熬令赤色。

若噎者，去麻黄，加附子一枚，炮。

若小便不利，少腹满者，去麻黄，加茯苓四两。

若喘，去麻黄，加杏仁半升（去皮尖）。

《金匮要略·腹满寒疝宿食病脉证治第十》第10条：**腹中寒气，雷鸣切痛，胸胁逆满，呕吐，附子粳米汤主之。**

附子一枚（炮） 半夏半升 甘草一两 大枣十枚 粳米半升

上五味，以水八升，煮米熟，汤成，去滓，温服一升，日三服。

第16条：**寒气厥逆，赤丸主之。**

茯苓四两 乌头二两（炮） 半夏四两（洗） 细辛一两

上四味，末之，内真朱为色，炼蜜丸如麻子大，先食酒饮下三丸，日再夜一服，不知，稍增之，以知为度。

十七、本方证患者临证常见病症参考（仅作参考指引）

1. 胆胃型感冒。

2. 慢性乏力。

3. 抑郁。

4. 焦虑。

5. 纳差（厌食）。

6. 失眠。

7. 大便不畅。

8. 颈肩腰腿痛（“毁大师”）。

9. 口干。

10. 口苦。

11. 只吃稀不吃干。

12. 长期低热。

13. 反复感冒。

14. 胃痛。

15. 腹痛。

16. 心脏病。

17. 慢性咽炎。

18. 慢性鼻炎。

19. 产后缺乳。

20. 产后感冒。

21. 产后厌食。

22. 嗜睡。

23. 胆囊炎。

24. 胆石症。

25. 高血压。

26. 高血糖。

27. 风湿性关节炎。

28. 类风湿关节炎。

29. 食入口不知味。

30. 鼻不闻味。

31. 痔疮疼痛。

32. 痔疮下血。

33. 肛裂。

34. 瘘管。

35. 口吃。

36. 抽动秽语综合征。

37. 小儿脑病。

38. 中风先兆。

39. 中风后遗症。

40. 荨麻疹。

41. 腹型癫痫。

42. 雀斑。

43. 过敏性紫癜。

44. 血小板减少症。

45. 白血病。

46. 肾炎兼表。

47. 丰胸。

48. 早泄。

49. 阳痿。

50. 精子活力低。

51. 肝气窜。

52. 淋巴瘤。

53. 牛皮癣。

54. 肝癌。

55. 肺癌。

56. 淋巴癌。

57. 胰腺癌。

58. 胸痛。

59. 强直性脊柱炎。

60. 过敏体质。

61. 五十肩。

62. 宫颈癌。

等等。

第二部分　临证实验录

第1案　为何一病17年?

患者：李某。

性别：女。

年龄：66岁。

初诊：2015年12月4日。

现病史：自述每年树叶落时，即发低热，过清明即愈，至今已17年。发病时每中午始乏力，低热，后半夜渐退，伴心悸，夜手足热，纳差。

查：舌淡红、苔薄白，脉迟缓。

方剂：柴胡桂枝汤。

剂量：7剂。

方组：柴胡60g，制半夏20g，黄芩20g，党参20g，炙甘草20g，桂枝20g，赤芍20g，生姜20g（切），大枣6枚（掰）。

煎服方法：加冷水1400mL，泡40分钟以上（泡透），大火煮开，小火再煮40分钟，去渣，余下600mL，分三次一天热服。

嘱：每中午服药后，啜热稀粥一碗，覆被取微汗。

禁忌：牛奶、酸奶、饮料、绿豆、绿豆芽、辛辣、生冷、寒凉、猪肉等制品。

复诊：12月21日，自述药服后每日坚持发小汗，病情日见好转，纳增了，身有力了，体温降了。

查：舌淡红、苔薄白，脉迟缓。

方剂：续方 7 剂。

嘱：如法煎服。

结果：愈。今已 6 年，再未犯病。

按：此例，病情迁延 17 年，本为兼有往来寒热、休作有时之太少两感，奈何未从体质调理，遂致患者久罹病痛而不愈。

为何每年树叶落时即发低热，过清明即愈？又为何发病时每中午始乏力、低热，后半夜渐退？为何低热之证持续 17 年？为何？

伤寒三要义是谓：为寒所伤、遇寒发病、遇寒加重。常言：一叶落而知秋。立秋后寒气来复，病症即见。又在清明时节，仲春与暮春之交，万物皆显、草木吐绿、天地清阳之时恢复。此不谓遇寒加重且伴休作有时之证乎？

《素问·生气通天论篇第三》：故阳气者，一日而主外，平旦人气生，日中而阳气隆，日西而阳气已虚，气门乃闭。而此症一日之内有无皆在阳气收发之交点。此不谓寒热往来之证乎？

又见《伤寒论》第 266 条：**本太阳病不解，转入少阳者，胁下硬满，干呕不能食，往来寒热，尚未吐下，脉沉紧者，与小柴胡汤**。而此症纳差，当知病情迁延已入少阳。

结合《伤寒论》第 146 条可见，有伤寒，有发热，有恶寒，有外证未去，有休作有时，有寒热往来，有嘿嘿不欲食，有迁延六七日之乏力。故知当为太少两感之柴胡桂枝汤主之。

此类病情实为常见，且在农村极为普遍，往往由于感冒后并未完全治愈，所中之寒并未完全祛除。又因并非整年不适，患者常常以“扛”为主。究其缘由，主要是证在三阳，体质基础尚可勉强与寒气交争，故而迁延日久仍可勉强度日。病情实属寒热往来、休作有时之证，奈何患者不知，医者亦不知也。在临证中多见此症，笔者戏称其为“感冒后遗症”，应用太少两感之柴胡桂枝汤，又辅以服后啜热稀粥发汗之法，获效良多。

师曰：观其脉证，知犯何逆，随证治之。信然。

第2案　气短7年的救人英雄与拯救危难的白衣天使

患者： 杨某。

性别： 男。

年龄： 76岁。

初诊： 2020年4月10日。

现病史： 自述接不住气，夜里气不足。

查： 舌尖红点、舌淡红，苔厚腻，左关脉弦浮数，脉力可，指烫。

方剂： 柴胡桂枝汤（红参方）。

剂量： 5剂。

方组： 柴胡60g，制半夏20g，黄芩20g，红参20g，炙甘草20g，桂枝20g，赤芍20g，生姜20g（切），大枣6枚（掰）。

煎服方法： 加冷水1400mL，泡40分钟以上（泡透），大火煮开，小火再煮40分钟，去渣，余下600mL，分三次一天热服。

禁忌： 牛奶、酸奶、饮料、绿豆、绿豆芽、辛辣、生冷、寒凉、猪肉等制品。

患者补述： 2017年，曾因此病到某省级医院求治，未效，后到本院中医科开中药治愈，自述“忘不了医生的好处，内心可感激了”。

并述，本病起因于10年前在红薯窖内救人，因缺氧而休克，随即在乡卫生院抢救，护士长为其做人工呼吸方才救活，之后一直气不足，云云。

查阅本例于2017年12月15日来诊，自述夏天因胸闷到某省级医院，县某医院及本院输液、吸氧而未效，后到中医科摸脉诊断，服中药十几剂，治愈，至今未犯病，云云。

按： 所言接不住气，夜里气不足者，实为胸胁苦满之临证表现之一。笔者从脉证着眼，不拘于症状，证罢则症状消，人好了则病愈。

医圣言：皮之不存，毛将安附焉？

引述《伤寒论》第97条：**血弱气尽，腠理开，邪气因入，与正气相抟，结于胁下。正邪纷争，往来寒热，休作有时，嘿嘿不欲饮食。脏腑相连，其痛必下，邪高痛下，故使呕也。小柴胡汤主之。**笔者曾论及本方在当下社会的应用缘由，其中谈道：若晕厥、若醉酒、若要风度不要温度者，皆易被寒所伤。此处引述，不正如休克时血弱气尽，腠里开之状态？

仲圣云脉、证、治，且观此病脉证弦浮而有力，当知外证未去，故而柴胡桂枝汤证显矣。

第3案　由不能行走到精神焕发，中间只差两剂柴胡桂枝汤

患者：马某。

性别：女。

年龄：52岁。

初诊：2020年5月19日。

现病史：乏力周余，身不能站，由老公抱持腰部来诊，不能自己行走。

查：舌淡红、苔薄白，脉弦浮，指凉。

方剂：柴胡桂枝汤加制附片30g、仙鹤草60g。

剂量：2剂。

方组：制附片30g（捣），柴胡60g，制半夏20g，黄芩20g，党参20g，炙甘草20g，桂枝20g，赤芍20g，仙鹤草60g，生姜20g（切），大枣6枚（掰）。

煎服方法：加冷水2000mL，泡40分钟以上（泡透），大火煮开，小火再煮40分钟，去渣，余下600mL，分三次一天热服。

禁忌：牛奶、酸奶、饮料、绿豆、绿豆芽、辛辣、生冷、寒凉、猪肉等制品。

复诊：2020年5月21日，乏力大减，走路有力，精神好转。

查：舌淡红、苔薄白，脉弦浮，指凉。

方剂：续方 14 剂，柴胡桂枝汤加制附片 30g 、仙鹤草 60g。

按：此患者初诊时，诊脉后，因患者无力行走，其老公以“公主抱”把患者抱到旁边候诊椅上去，服两剂药后，精神面貌焕然一新，与两日前判若两人。

很多类似的症状，只找直接病因，仿佛并不明显，舍弃局部，放眼整体，或者说舍末求本，很多时候，柳暗花明，峰回路转，问题反而更好解决。

本例虽乏力至不能站、走，然据舌脉知其本为“感寒”，在原体质基础上，诸症加重而致。

此处脉浮为在表，弦者，知其已不是“伤寒一日，太阳受之”的太阳病，乃旧有宿疾之外现之脉，或早期失治，留有宿疾，新受外感，即至此也。指凉者，有少阴之倾向，加之萎靡不振若此，故加制附片，防止直陷少阴也。

两剂药服后，患者行走有力而来，而知方证的对，人自然好转矣。

第 4 案　没有诊断的治疗，如无根之木

观其脉证，知犯何逆，方可随证治之。

患者：牛某。

性别：女。

年龄：38 岁。

初诊：2018 年 4 月 3 日。

现病史：自述头晕，胸闷，气短，长出气，眠略差，头如醉状，纳可，每到春天此病就犯，至冬则安。

查：舌淡红、苔薄腻，脉弦。

方剂：柴胡桂枝汤加制附片 30g。

剂量：7 剂。

方组：制附片30g（捣），柴胡60g，制半夏20g，黄芩20g，党参20g，炙甘草20g，桂枝20g，赤芍20g，生姜20g（切），大枣6枚（掰）。

煎服方法：加冷水1400mL，泡40分钟以上（泡透），大火煮开，小火再煮40分钟，去渣，余下600mL，分三次一天热服。

禁忌：牛奶、酸奶、饮料、绿豆、绿豆芽、辛辣、生冷、寒凉、猪肉等制品。

复诊：2018年4月19日，诸症悉减。患者自述：患病以后，曾多方求医，医生按神经官能症治疗，不愈；按胃炎治疗，无效；又按心肌缺血治疗，又无效；又按脑供血不足去治疗，仍无效。严重时不能平卧，后经别人介绍方来摸脉诊治，云云。

按：笔者常言，诊断时，简单的问题复杂看；治疗时，复杂的问题简单看。诊断辨证要落到实处，而不是"按"什么病治。不凭脉证，不知体质，等于没有诊断的治疗。

本例每春病犯者，休作有时之谓也，春为肝木生发之时，故而旧患萌动；胸闷为胸胁苦满之一，气短亦是；头晕为少阳病目眩的表现，头如醉者，眩之重者也；长出气，为胸胁苦满的典型表现；舌苔腻，乃知病情已复杂；脉弦为体质内蕴之寸口外现也。据脉遣方，脉证所定，为治之根本，故不治病而病愈。

所以然者何？观其脉证，知犯何逆，随证治之，是也。若临证非要"按"什么病来为患者诊治，则与仲圣先师之"脉""证""治"南辕北辙了。仲圣先师所谓之证皆是您能看得见的，抑或是患者感觉不舒服的表现。

如：《伤寒论》第1条：**太阳之为病，脉浮、头项强痛而恶寒。**

第181条：**问曰：何缘得阳明病？答曰：太阳病，若发汗，若下，若利小便，此亡津液，胃中干燥，因转属阳明。不更衣，内实，大便难者，此名阳明也。**

第182条：**问曰：阳明病外证云何？答曰：身热，汗自出，不恶寒，反恶热也。**

第263条：**少阳之为病，口苦、咽干、目眩也。**

第273条：**太阴之为病，腹满而吐，食不下，自利益甚，时腹自痛。若下之，必胸下结硬。**

第281条：**少阴之为病，脉微细，但欲寐也。**

第326条：**厥阴之为病，消渴，气上撞心，心中疼热，饥而不欲食，食则吐蛔。下之利不止。**

医者当知，证之关键在望、闻、问、切，而不在病名所限。如若陷入“对病欲愈，执方欲加”的怪圈中，想疗大病、难病、重病，恐难也。笔者临证多年，深知仲圣先师之经方为可复制应用之方，医圣论之有效；笔者临证与“悦”读相参，领悟其要妙，临证实践也有效有果；经验标准分享给医林同道，效法而用，亦有效果。推而广之，无论前人，无论今人，无论后人，无论何人，只要是在吻合仲圣先师大论指导的前提下用其原方，所治之病种当万千耳！然其脉证治法，虽历千古，始终如一，当不变也。

第5案　患者为何“装病”？

患者：聂某。

性别：女。

年龄：47岁。

初诊：2017年12月13日。

现病史：自述身酸痛，腰疼，手凉，鼻不畅，夜明显，自觉迁延不愈，遂赴医院检查，一天花费千余元检查费用，拿到结果，显示各项指标均正常，无奈来求诊于中医。

查：舌淡红、苔略腻，脉略浮。

患者问：我何病?

答曰：听真话假话?

患者问：此话何讲?

答曰：很多人，你告诉他真话他不信，只信自己的结论。

患者说：愿听真话。

答曰：您这是感冒。

患者说：我没感冒。

答曰：您没发烧而已，是受凉了，被冷风吹了。

患者说：没感觉受凉。

答曰：疗效为王，咱拿结果说话。

方剂：柴胡桂枝汤加制附片 30g。

剂量：5 剂。

方组：制附片 30g（捣），柴胡 60g，制半夏 20g，黄芩 20g，党参 20g，炙甘草 20g，桂枝 20g，赤芍 20g，生姜 20g（切），大枣 6 枚（掰）。

煎服方法：加冷水 1400mL，泡 40 分钟以上（泡透），大火煮开，小火再煮 40 分钟，去渣，余下 600mL，分三次一天热服。

禁忌：牛奶、酸奶、饮料、绿豆、绿豆芽、辛辣、生冷、寒凉、猪肉等制品。

复诊：诸症皆愈。

患者自述原来拿着检查结果找医生，医生看完检查单，又看了一眼患者，说：你长得这么壮，生什么病呢！你这都好好的，你就是装病的！患者委屈得直流泪。

而中医只摸脉，看舌，问问情况，5 剂药没花多少钱，病反倒好了。

遂答曰：无他，不新鲜的感冒而已。

按：很多人自觉身体不适，心中总有一个想法，一定要找到是什么原因引起的。有些人去医院做各种检查，最终各项指标正常。其实，这样落空的人还是幸运的，没有办法的时候还会想到找中医试一试。此证身酸痛，腰疼，为肢节烦疼；鼻不畅，夜明显，则为遇寒加重，且有寒热往来、休作有时之意；手凉，故加制附片，以固其阳。一方所用，不适皆消，整体观耳。

医圣论治，皆从看得见的地方着手。如《伤寒论》第 263 条：***少阳之***

为病，口苦、咽干、目眩也。其中口苦、咽干、目眩均为直观的感知，是看得见的开阖之处，从这些看得见的再去推演看不见的地方，由是少阳为枢机不利之证。故而，中医论治皆从“吃、喝、拉、撒、睡”最为直观的角度着眼，是为：观其脉证，知犯何逆，随证治之也。

又按：人皆以发烧与否来判断自己是否感冒。殊不知，外感风寒者，发热、头痛、身痛、恶寒、汗多、无汗、鼻不畅、干呕等，皆或有之。盖因发烧之症状或至危重，故而渐入人心。他症或不至危亡，故而可置之不理吧。可是我们也当知，痛之过久或可引邪入脏；怕冷之证长期伴随则厚衣常伴且易受风寒，久则与常人生活状态异样或至心情不畅；经年汗多则亡津液、抑或亡阳；久不汗出，轻则皮肤疾患常发，重则代谢失常导致脏腑疾患；鼻不畅则鼻炎，因而头晕脑涨，常年不清醒，抑或出现吭鼻、吭嗓之怪病；干呕则气机不畅，久则消化系统疾病频发；等等。外感之证非发热一证，医者临床亦当知其道、明其理、持其治法，如此方可消百病于无形、救民众于水火。如若不然，病情自当迁延，杂病丛生而出难治之症。此非行医济世之初心，也非医者之本性。

第6案　中医脉诊有优势：不治病，治人而病愈

患者：李某。

性别：男。

年龄：15岁。

初诊：2021年9月17日。

现病史：自述胸口闷痛，面痘，打嗝儿，乏力，流鼻血，手凉。

查：舌淡红、苔薄白，脉弦浮。

方剂：柴胡桂枝汤加制附片30g、仙鹤草60g。

剂量：4剂。

方组：制附片30g（捣），柴胡60g，制半夏20g，黄芩20g，党参20g，炙甘草20g，桂枝20g，赤芍20g，仙鹤草60g，生姜20g（切），大

枣 6 枚（掰）。

煎服方法：加冷水 2000mL，泡 40 分钟以上（泡透），大火煮开，小火再煮 40 分钟，去渣，余下 600mL，分三次一天热服。

禁忌：牛奶、酸奶、饮料、绿豆、绿豆芽、辛辣、生冷、寒凉、猪肉等制品。

复诊：2021 年 9 月 23 日，胸口闷痛已平，纳一般，仍乏力，手不凉，大便干。

查：舌淡红、苔薄白，脉弦浮略数。

方剂：续方 10 剂，柴胡桂枝汤加制附片 30g 、仙鹤草 60g。

复诊：2021 年 10 月 15 日，胸闷、胸痛均愈，面痘平，打嗝儿平，乏力平，大便不太干了，写字时易心慌烦躁。

其母亲代述：儿子原来胸闷胸痛久治不愈，因而远赴上海求诊，后医生说检查无病，药亦无从开起，而未予治疗。后来此诊脉后，服中药 4 剂而胸闷痛即平。

查：舌淡红、苔薄白，脉弦浮。

方剂：柴胡桂枝汤加厚朴 30g 、杏仁 20g。

剂量：7 剂。

方组：柴胡 60g，制半夏 20g，黄芩 20g，党参 20g，炙甘草 20g，桂枝 20g，赤芍 20g，厚朴 30g，杏仁 20g，生姜 20g（切），大枣 6 枚（掰）。

煎服方法：加冷水 1400mL，泡 40 分钟以上（泡透），大火煮开，小火再煮 40 分钟，去渣，余下 600mL，分三次一天热服。

禁忌：牛奶、酸奶、饮料、绿豆、绿豆芽、辛辣、生冷、寒凉、猪肉等制品。

药开完后，患者母亲来说，患者因胸闷胸痛，无从治疗，而休学一年，现病愈复学，但班主任因担心而不让其上体育课，不让跑步，体育加试亦不让参加，想让笔者开一证明病愈的便笺给老师，云云。

噫！有病乎？无病乎？

观其脉证，知犯何逆，随证治之而已。

按：若不观此治法，假使诸君遇此病症当何以解之？若论止血，或怀疑心脏问题，抑或告知无病？皆非其本也。还是那句话，我们不看病，我们看人、看体质，要察色按脉。太阳病，脉浮；少阳脉弦细而长。脉弦浮者，太阳与少阳合病之柴胡桂枝汤方证也。又见：胸口闷痛，胸胁苦满之证；打嗝儿，呕之另一表现；乏力，寒则收引，日久之症状。4 剂而胸闷痛平，何也？

第 7 案　她的腹痛为何老复发？

患者：郑某。

性别：女。

年龄：17 岁。

初诊：2021 年 11 月 12 日。

现病史：高三学生，反复腹痛，多处求诊未愈，老师建议先休学治病，面临高考，家长心急如焚，遂来中医科求诊。自述纳差，易呕，眠差，大便溏、不畅，每日 1 ～ 2 次，右下腹时痛。检查显示无明显器质性病变，西医诊断为肠神经官能症。

查：舌淡红、尖红点，左关脉弦浮。

方剂：柴胡桂枝汤加制附片 30g 、仙鹤草 60g（白芍方）。

剂量：5 剂。

方组：制附片 30g（捣），柴胡 60g，制半夏 20g，黄芩 20g，党参 20g，炙甘草 20g，桂枝 20g，白芍 20g，仙鹤草 60g，生姜 20g（切），大枣 6 枚（掰）。

煎服方法：加冷水 2000mL，泡 40 分钟以上（泡透），大火煮开，小火再煮 40 分钟，去渣，余下 600mL，分三次一天热服。

禁忌：牛奶、酸奶、饮料、绿豆、绿豆芽、辛辣、生冷、寒凉、猪肉等制品。

复诊：2021 年 11 月 16 日，其母亲代述：回去煎药后，服一次后即好转，连服两天，病情近愈。家长念及周一上学送药不便，遂将余下的3剂中药拿到药店用煎药机代煎封袋交女儿携服。孰料代煎之药服后，腹痛又起，晚间患者与家长通电话时，悲哭不已。

方剂：续上方3剂。

嘱家中自煎续服。

复诊：2021年11月18日，患者母亲来述：自煎药给孩子服后，一切皆好，特意来续取中药，上方5剂。

补注：2022年1月份，患者来诊一次，述及上次腹痛治愈后，再未疼痛。

按：临证遣方服后若无效，当细究细节，细节决定成败，信夫！信夫？

方证鉴别之“脉、证、治”固然重要，但用方过程中的“方、药、量”及“煎、服、忌”亦然重要。此处非是否定用“煎药机”来煎煮中药，实乃仲圣先师之法为重中之重。在《伤寒论》中，凡柴胡用至八两，皆需去渣重煎。此处虽处方柴胡桂枝各半汤，但3剂一起煎煮时，柴胡早已过八两矣。临床也多次遇此状况，特在此处提醒诸君细节之重。医者之全活无数，当从全局思考，若其中万有一失，也当引以重视。有关细节问题的考量，笔者另作一文附于书稿之中，试请参详。

第8案　服一剂如神的中药再服为何加重？

患者：余某。

性别：女。

年龄：53岁。

初诊：2017年12月28日。

现病史：自述鼻干两年半，眼干痛，终日不适，遂来诊，眠纳可，二便可。

查：舌淡红、苔略腻，脉略浮。

方剂：柴胡桂枝汤。

剂量：4 剂。

方组：柴胡 60g，制半夏 20g，黄芩 20g，党参 20g，炙甘草 20g，桂枝 20g，赤芍 20g，生姜 20g（切），大枣 6 枚（掰）。

煎服方法：加冷水 1400mL，泡 40 分钟以上（泡透），大火煮开，小火再煮 40 分钟，去渣，余下 600mL，分三次一天热服。

禁忌：牛奶、酸奶、饮料、绿豆、绿豆芽、辛辣、生冷、寒凉、猪肉等制品。

复诊：2018 年 1 月 3 日，患者诊完脉后，自述原眼干鼻干，难受不已，屡服药未效，不意来摸脉后开的中药煎服 1 剂后，便觉全身舒适。自思从来没服过效果这么好的中药，实在不舍得把药渣倒掉，于是第二天把第一剂的药渣又煮了一道，再服一天。孰料这次服后，又遍身不适，患者惊诧不已，回思笔者曾嘱其只煎一次，分三次一天热服，莫非……于是重拿一剂药，如法煎服，服后又全身皆适，始知前之不适，乃为不遵医嘱之过。

患者自述完服药柳暗花明、峰回路转的经历，当是时，跟诊的多位师友俱哈哈大笑，揶揄道：这就叫作“造病”成功！还好您聪明，迷途知返，疗效得到保证。

患者满面绯红，云：再也不敢不遵医嘱了！

第 9 案　世界级难题——抽动秽语综合征竟然也是为寒所伤？

患者：李某。

性别：男。

年龄：6 岁半。

初诊：2019 年 1 月 25 日。

现病史：家属代述，患儿骂人，多动，喊叫，胡言乱语，坐不住（不能静坐），不学习，大便可，西医诊断：抽动秽语综合征。

查：舌淡红、苔薄白，脉略弦。

方剂：柴胡桂枝汤加制附片 30g（白芍方）。

剂量：7 剂。

方组：制附片 30g（捣），柴胡 60g，制半夏 20g，黄芩 20g，党参 20g，炙甘草 20g，桂枝 20g，白芍 20g，生姜 20g（切），大枣 6 枚（掰）。

煎服方法：加冷水 1400mL，泡 40 分钟以上（泡透），大火煮开，小火再煮 40 分钟，去渣，余下 600mL，分三次一天热服。

禁忌：牛奶、酸奶、饮料、绿豆、绿豆芽、辛辣、生冷、寒凉、猪肉等制品。

复诊：2019 年 2 月 1 日，家属代述：多动喊叫减，不学习，大便溏。

方剂：柴胡桂枝汤（白芍方）。

剂量：7 剂。

方组：柴胡 60g，制半夏 20g，黄芩 20g，党参 20g，炙甘草 20g，桂枝 20g，白芍 20g，生姜 20g（切），大枣 6 枚（掰）。

煎服方法：加冷水 1400mL，泡 40 分钟以上（泡透），大火煮开，小火再煮 40 分钟，去渣，余下 600mL，分三次一天热服。

禁忌：牛奶、酸奶、饮料、绿豆、绿豆芽、辛辣、生冷、寒凉、猪肉等制品。

复诊：2019 年 2 月 10 日，多动大减，不乱说了。

查：舌淡红、苔厚腻，脉弦浮。

方剂：续方 14 剂，柴胡桂枝汤（白芍方）。

复诊：2019 年 3 月 5 日，已安静如常人，右项淋巴结不适。

查：舌淡红、苔略腻，脉略弦。

方剂：续方 7 剂，柴胡桂枝汤加制附片 30g（白芍方）。

按：临证时不为病名所囿，不为症状所困，直奔整体，辨体质，详方证，随证而治，自然人好而病祛矣。

骂人类比于少阳病之烦，抽动为风，为筋之病，乃肝所主。原来安好，缘何病此？为风寒所伤而已。幼儿患此，多为风寒入里，影响枢机而致全身紊乱。据此遣方，随手而瘥，如是而已。

第10案　经方和保健品的较量

患者：石某。

性别：男。

年龄：4岁半。

初诊：2017年2月28日。

现病史：家属代述，患儿不会说话，易流口水，易低热，咳痰，背有汗，双目向内凝视，认知能力差，表情呆滞，反应迟钝。嘱其父逗引患儿行走，发现其为剪刀步，乃告知：脑病也。其父惊异：原来从未发现孩子是剪刀步。

查：舌淡红、苔薄白，脉诊不配合。

方剂：柴胡桂枝汤。

剂量：3剂。

方组：柴胡60g，制半夏20g，黄芩20g，党参20g，炙甘草20g，桂枝20g，赤芍20g，生姜20g（切），大枣6枚（掰）。

煎服方法：加冷水1400mL，泡40分钟以上（泡透），大火煮开，小火再煮40分钟，去渣，余下600mL，分三次一天热服。

禁忌：牛奶、酸奶、饮料、绿豆、绿豆芽、辛辣、生冷、寒凉、猪肉等制品。

复诊：2017年3月3日，低热平，咳减，有痰。手比以前温了，原饮茶（南阳方言中“茶”有热水之意）即出汗，现汗减，精神好转，胆小减，夜痰声减，大便带沫，纳可，小便可。

方剂：续方10剂，柴胡桂枝汤。

2017年3月5日，孩子父亲微信述：“现体温正常（服前3剂药后，体温正常了），现睡得很踏实，吃饭也好，后10剂药已服3剂，娃儿感觉舒服多了，一家人都又信心很足了。这4年多一直在做检查，就是没有一个落地的治疗，吃保健品每年都要花费3万多的费用，就是一直都没给出治疗方法，说真的，折磨我四年多了，这下心里宽了很多。谢谢您，让我们一家重燃希望之光。”

复诊：2017 年 3 月 24 日，汗少了，手不冰了，口水少了，见凉易痰，剪刀步已愈。对喜欢的事反应敏感，眠好，已无低热，外感后亦安，纳可，大便日一行，双目仍向内凝视。

方剂：柴胡桂枝汤加制附片 15g。

剂量：10 剂。

方组：制附片 15g（捣），柴胡 60g，制半夏 20g，黄芩 20g，党参 20g，炙甘草 20g，桂枝 20g，赤芍 20g，生姜 20g（切），大枣 6 枚（掰）。

煎服方法：加冷水 1400mL，泡 40 分钟以上（泡透），大火煮开，小火再煮 40 分钟，去渣，余下 600mL，分三次一天热服。

禁忌：牛奶、酸奶、饮料、绿豆、绿豆芽、辛辣、生冷、寒凉、猪肉等制品。

复诊：2017 年 3 月 31 日，活泼度增加，协调度改善，口水少了，咽喉痰少了，对眼比前好转，纳可，二便可。

嘱：方药续服。

复诊：2018 年 1 月 2 日，认知度增强了，偶有口水，原双目向内凝视已愈，大便日一行，表情灵活了，活动有力了。

方剂：续方 15 剂，柴胡桂枝汤加制附片 15g。

补述：后来患者父亲带其他患者来诊，特意告知笔者，此患儿现已上学，除智力略差外，其余与常人无异。

按：救治一位患者，挽救了一个家庭，也造福了社会。四诊合参，经方犹如精确制导的导弹，万军之中，直取上将首级，用最小的代价，取得最好的成果。方证的特异性，岂可忽视？《伤寒论》113 方，《金匮要略》262 方，每一方都不可替代，每一方都可在临证中建立无数的神奇，前提条件是：方证准确。

即令有“柴胡入脑”之说，也必是有柴胡证，或有柴胡类方之方证，方可应用，不然，则何异于刻舟求剑。

眼中无病，手中无方；目中有人，心中有方，方可于平淡中见神奇。《医诫》云：对病欲愈，执方欲加，此下工之为也。

第11案　患儿为何自闭?

患者：尚某。

性别：男。

年龄：3岁。

初诊：2019年2月13日。

现病史：家属代述，患儿自闭，反应迟钝，语言慢，不与人对视，双足跳不起，走路可，挑食，大便可，来诊时伏卧其父肩上，诊断不予配合。

方剂：柴胡桂枝汤加制附片15g。

剂量：7剂。

方组：制附片15g（捣），柴胡60g，制半夏20g，黄芩20g，党参20g，炙甘草20g，桂枝20g，赤芍20g，生姜20g（切），大枣6枚（掰）。

煎服方法：加冷水1400mL，泡40分钟以上（泡透），大火煮开，小火再煮40分钟，去渣，余下600mL，少量多次一天热服。

禁忌：牛奶、酸奶、饮料、绿豆、绿豆芽、辛辣、生冷、寒凉、猪肉等制品。

复诊：2019年2月21日，反应略好转。

方剂：续方4剂，柴胡桂枝汤加制附片15g。

复诊：2019年2月25日，比前活泼，嘱伸舌能配合了，纳略差，大便可。

查：舌淡红、苔薄白，脉迟缓。

方剂：续方7剂，柴胡桂枝汤加制附片15g。

按：挑食者，纳不佳也。

跳起不能者，无力、乏力之征也。

反应迟钝，语言慢，不与人对视，自闭，阳气不伸也。

简之，乏力、纳差、默默——柴胡证跃然纸上，径取柴胡桂枝汤，转枢机，调阴阳。

正所谓：运轴复轮、运轮复轴，气机顺畅，阴阳和则安。

第12案 从命悬一线到喜乐平安，只隔着一个经方

患者：祁某。

性别：男。

年龄：1岁1个月。

初诊：2019年5月27日。

现病史：家长代述，自患儿6个月始，发现血小板低，皮下出血点，易外感，感冒则血小板低，输丙种球蛋白则好转，口渴喜饮，眠时汗出，纳可，大便初干，晨偶咳，现血小板数值59×10^9/L。

查：舌淡红、苔薄白。

方剂：柴胡（125g）桂枝汤加制附片30g、仙鹤草60g（白芍方）。

剂量：14剂。

方组：制附片30g（捣），柴胡125g，制半夏60g，黄芩45g，党参45g，炙甘草45g，桂枝45g，白芍45g，仙鹤草60g，生姜45g（切），大枣12枚（掰）。

煎服方法：加冷水3500mL，泡40分钟以上（泡透），大火煮开，小火再煮40分钟，余下1200mL，去渣，余下药液再煮40分钟，余下600mL，少量多次热服。

禁忌：牛奶、酸奶、饮料、绿豆、绿豆芽、辛辣、生冷、寒凉、猪肉等制品。

开好方后，笔者忽然想道：孩子这么小，这中药能服下去吗？遂搁笔，问孩子母亲：您的宝宝这么小，就是我能帮他治，如果他不吃中药，也没办法呀！病情这么重，如果药量小了，可能力量也不够，他能按时服

药吗？

孩子的母亲说：我可以给他灌（如果他不吃的话）。

遂遣方 14 剂。

2019 年 6 月 11 日 18:13，短信曰：孩子血小板数值已升到 $149 \times 10^9/L$，现孩子感冒了，中药能服吗？

回答：中药续服即可。

2019 年 6 月 15 日 11:26，短信曰：感冒已愈，血小板 $238 \times 10^9/L$，中药服完了，后面还要服药吗？

回答：续服安全。

复诊： 2019 年 7 月 8 日。纳一般，大便溏。血小板正常，白细胞 $3.26 \times 10^9/L$，中性粒细胞 $0.17 \times 10^9/L$。患儿母亲述：以前孩子患病后，每次外感不到 3 天血小板数值就掉到零，每次都要输血小板，打丙种球蛋白，花费巨大，这次服中药时外感了，血小板数值不掉反而正常了，中医真不一样！

查： 舌淡红、苔薄白。

方剂： 续上方 14 剂。

追记： 孩子已上学，愈。

按：“中医真不一样！”从患儿母亲口中听到这样的话。一是说明在她心目中对中医的空前肯定；二是表明她也经历了西医学与中医药的疗效对比和花费对比；三是告诫我们中医人亦当自强。为什么要等到让别人没有办法的时候才来找咱们中医试一试呢？假如我们每一位医者都识得《伤寒论》诸方，都能够拿圣贤之智慧挽急救危，使顽疾覆杯而愈，那中医何至于此呀！

对于婴幼儿而言，我们一般建议少量多次热服，代茶饮。也可以一剂药只煎一次，煮好后分两天多次服用。有人可能会问，何必用这么大的剂量？在此我也有两问，诸君试思考。一问：为何《伤寒论》多次提到，不必尽剂？既如此，仲圣先师何不减量而用之？二问：生活中煮饭时一小勺米可否做成米饭用来充饥？

需要补充说明的是：所谓的量也不是无限制地放大，只是回归到历史长河中溯本求源而已。我们的标准是：帮助患者以最快的、最佳的、不增加痛苦的方式完成医患的共同目标。既非浪费，也不是标新立异。我们也从来不想着“开宗立派”，我们只想尽可能多地以仲圣先师之本意来帮助更多的人。《论语》有言：君子不器。我们从始至终都不要把自己固定在某一个“器物”上，我们要徜徉在仲圣先师无限智慧的广阔天地中。

第 13 案　什么吃的都不缺，为什么会贫血鼻衄频发？

患者：高某。

性别：女。

年龄：50 岁。

初诊：2019 年 12 月 30 日。

现病史：易流鼻血、贫血 9 个月，检查显示血小板数值 30×10^9/L，腿困，夜汗，纳可。

查：舌淡红、苔厚腻，脉弦浮，指凉。

方剂：柴胡（125g）桂枝汤加制附片 30g、仙鹤草 60g。

剂量：3 剂。

方组：制附片 30g（捣），柴胡 125g，制半夏 60g，黄芩 45g，党参 45g，炙甘草 45g，桂枝 45g，赤芍 45g，仙鹤草 60g，生姜 45g（切），大枣 12 枚（掰）。

煎服方法：加冷水 3500mL，泡 40 分钟以上（泡透），大火煮开，小火再煮 40 分钟，余下 1200mL，去渣，余下药液再煮 40 分钟，余下 600mL，分三次一天热服。

禁忌：牛奶、酸奶、饮料、绿豆、绿豆芽、辛辣、生冷、寒凉、猪肉等制品。

复诊：2020 年 1 月 1 日，身力增，夜汗减，风吹后外感，怕风。

查：舌淡红、苔略腻，脉弦浮。

方剂：续上方4剂。

复诊：2020年1月6日，自述，检查显示血小板数值90×10⁹/L，不流鼻血了，身力大增，夜汗平，眠浅。

查：舌淡红、苔薄白，脉弦浮。

方剂：续上方3剂。

复诊：2020年1月10日，自觉身舒，无不适，家人催其复诊。

查：舌淡红、苔略腻，脉弦浮、略数。

方剂：续上方3剂。

按：原来不贫血，现在不贫血，中间那一段时间为何贫血？病也。因何而得？为寒所伤也。舌脉所示而知也。

《灵枢·九针十二原》云：或言久疾之不可取者，非其说也……疾虽久，犹可毕也。言不可治者，未得其术也。

《内经》立论，仲景立方，融于临证，方知经方神奇的力量。

第14案 到鬼门关"旅游"一次的白血病患者

患者：李某。

性别：女。

年龄：55岁。

初诊：2020年12月28日。

现病史：急性髓系白血病，7月份发病，化疗3次后，身痛无定处，眠纳可。

查：舌淡红、苔厚腻，脉双关弦浮，指温。

方剂：柴胡（125g）桂枝汤加制附片30g、仙鹤草60g。

剂量：21剂。

方组：制附片30g（捣），柴胡125g，制半夏60g，黄芩45g，党参45g，炙甘草45g，桂枝45g，赤芍45g，仙鹤草60g，生姜45g（切），大枣12枚（掰）。

煎服方法：加冷水3500mL，泡40分钟以上（泡透），大火煮开，小火再煮40分钟，余下1200mL，去渣，余下药液再煮40分钟，余下600mL，分三次一天热服。

禁忌：牛奶、酸奶、饮料、绿豆、绿豆芽、辛辣、生冷、寒凉、猪肉等制品。

复诊：2021年1月14日，身疼无定处，活动汗出，眠纳可，大便溏、次多，痔痒，活动后身轻松。

查：舌淡红、苔厚腻，脉弦浮数，指凉。

方剂：柴胡（125g）桂枝汤加制附片30g、葛根120g、仙鹤草60g。

剂量：28剂。

方组：制附片30g（捣），柴胡125g，制半夏60g，黄芩45g，党参45g，炙甘草45g，桂枝45g，赤芍45g，葛根120g，仙鹤草60g，生姜45g（切），大枣12枚（掰）。

煎服方法：加冷水3500mL，泡40分钟以上（泡透），大火煮开，小火再煮40分钟，余下1200mL，去渣，余下药液再煮40分钟，余下600mL，分三次一天热服。

禁忌：牛奶、酸奶、饮料、绿豆、绿豆芽、辛辣、生冷、寒凉、猪肉等制品。

复诊：2021年3月4日，河南省人民医院心脏中心阜外华中心血管病医院检查：2月2日检查显示血小板数值183×10^9/L，2月22日检查显示血小板数值184×10^9/L。身疼、头痛，腿酸胀，膝痛，二便可。

查：舌淡红、苔略腻，脉弦浮数，指烫。

方剂：续上方28剂。

复诊：2021年4月23日，4月8日检查显示血小板数值181×10^9/L，眠纳可，汗少，身上疼无定处，大便溏，日4～5次。

查：舌淡红、苔略腻，脉关弦浮有力，指凉。

方剂：柴胡（125g）桂枝汤加制附片30g、葛根60g、败酱草60g。

剂量：21剂。

方组： 制附片 30g（捣），柴胡 125g，制半夏 60g，黄芩 45g，党参 45g，炙甘草 45g，桂枝 45g，赤芍 45g，葛根 60g，败酱草 60g，生姜 45g（切），大枣 12 枚（掰）。

煎服方法： 加冷水 3500mL，泡 40 分钟以上（泡透），大火煮开，小火再煮 40 分钟，余下 1200mL，去渣，余下药液再煮 40 分钟，余下 600mL，分三次一天热服。

禁忌： 牛奶、酸奶、饮料、绿豆、绿豆芽、辛辣、生冷、寒凉、猪肉等制品。

随后电话联系寄药续服。

复诊： 2021 年 7 月 2 日，检查显示血小板等数值指标一切正常。

患者高兴之余，对笔者讲述其"死而复生"的治病历程：2020 年 7 月份突发疾病后，即赴省城求诊，主管的医生说：化疗 3 个疗程就可以了。孰料住院化疗 3 个疗程后，医生告知家属，患者病情危重，速出院回家，或可与二老再见一面。患者出院回去陷入昏迷中，某日悠悠醒来，发现穿金戴银，昔日心仪的金戒指、金耳环俱佩戴一新，寿衣赫然已穿整齐。惊问家人：其闺女谎称是为其补办的生日礼物……后打听到笔者，遂来求诊，改服中药。现一切均好，如梦一场。

现眠纳好，颈部略痛，肋弓下隐痛，胫肿，大便溏，日 3 ～ 5 次。

查： 舌淡红、苔厚腻，脉弦滑。

方剂： 柴胡（125g）加龙骨牡蛎汤去大黄加制附片 30g、仙鹤草 120g 。

剂量： 28 剂。

方组： 制附片 30g（捣），柴胡 125g，党参 45g，茯苓 45g，黄芩 45g，龙骨 45g，牡蛎 45g，肉桂 45g，磁石 45g，制半夏 90g，仙鹤草 120g，生姜 45g（切），大枣 12 枚（掰）。

煎服方法： 加冷水 3500mL，泡 40 分钟（泡透），大火煮开，小火再煮 40 分钟，余下 1200mL，去渣，余下药液再煮 40 分钟，余下 600mL，分三次一天热服。

禁忌：牛奶、酸奶、饮料、绿豆、绿豆芽、辛辣、生冷、寒凉、猪肉等制品。

复诊：2021 年 9 月 17 日，9 月 16 日检查显示血小板数值 186×10^9/L。胫肿，大便溏，日 3 次，眠纳可。

查：舌淡红、苔略腻，脉弦滑。

方剂：柴胡（125g）加龙骨牡蛎汤加仙鹤草 120g（生大黄 15g 、代赭石方）。

剂量：14 剂。

方组：柴胡 125g，党参 45g，茯苓 45g，黄芩 45g，龙骨 45g，牡蛎 45g，肉桂 45g，代赭石 45g，制半夏 90g，生大黄 15g，仙鹤草 120g，生姜 45g（切），大枣 12 枚（掰）。

煎服方法：加冷水 3500mL，泡 40 分钟（泡透），大火煮开，小火再煮 40 分钟，余下 1200mL，去渣，余下药液再煮 40 分钟，余下 600mL，分三次一天热服。

禁忌：牛奶、酸奶、饮料、绿豆、绿豆芽、辛辣、生冷、寒凉、猪肉等制品。

有人说，人人都排队上天堂。医生的职责就是把那些“加塞”的人“提溜”出来，往后面再排排。这个患者终于被“提溜”回来了。

第 15 案　又“提溜”出来一个宝宝

患者：张某。

性别：女。

年龄：10 岁。

初诊：2021 年 1 月 22 日。

现病史：2021 年 1 月查出急性髓系白血病（M5 型），重症肺炎，脓毒血症，继发凝血功能障碍，脑梗死，鼻窦炎。住院输血后，1 月 19 日检查显示血小板数值 39×10^9/L。乏力，喜靠物而坐，眠纳可，手心热，易汗，大便两日一行、不干。

查：舌淡红、苔略腻，脉弦浮，手温热。

方剂：柴胡（125g）桂枝汤加葛根 120g、厚朴 30g 、杏仁 20g 、制附片 30g 、仙鹤草 120g。

剂量：14 剂。

方组：制附片 30g（捣），柴胡 125g，制半夏 60g，黄芩 45g，党参 45g，炙甘草 45g，桂枝 45g，赤芍 45g，葛根 120g，仙鹤草 120g，厚朴 30g，杏仁 20g，生姜 45g（切），大枣 12 枚（掰）。

煎服方法：加冷水 3500mL，泡 40 分钟（泡透），大火煮开，小火再煮 40 分钟，余下 1200mL，去渣，余下药液再煮 40 分钟，余下 600mL，分三次一天热服。

禁忌：牛奶、酸奶、饮料、绿豆、绿豆芽、辛辣、生冷、寒凉、猪肉等制品。

复诊：2021 年 2 月 1 日，家属诉 1 月 31 日检查结果显示血小板数值 63×10^9/L，家属感觉一切皆好，汗少了，精力增，大便日一行。

查：舌淡红、尖红点，脉弦浮。

方剂：续上方 28 剂。

复诊：2021 年 3 月 2 日，3 月 1 日检查显示血小板数值 121×10^9/L，手心热，纳好，身有力了，能到处跑着玩了，眠好，二便好，家属感觉良好。

查：舌淡红、舌尖红，苔厚腻，脉寸关浮。

方剂：续方 28 剂。从此愈。

按：白血病，乍一看难。仔细看，注意：重症肺炎，鼻窦炎，乏力，喜靠物而坐，手心热，易汗。这是什么呀？肺炎、鼻窦炎是什么呀？乏力是什么呀？为什么易汗？为什么手心热？想一想《伤寒论》第 146 条。若拘泥于此病名，将无从言治。急性单核细胞白血病，我们也看到了，即便是输血其效依然甚微。但是无解的病情，在《伤寒论》的指导下，却得到了有效的治疗。这就是经方的优势，临证是回答一切疑问的答案，我们千万不要走过路过，轻轻错过。

当然，我们也要说明：不是所有的白血病患者都可以应用本方，一定是有是证，用是方。

第 16 案　什么？胰腺癌竟然也是感冒？

患者：张某。

性别：男。

年龄：67 岁。

初诊：2020 年 10 月 12 日。

现病史：检查为胰腺癌、梗阻性黄疸，纳一碗，昼思睡，夜不眠，打嗝儿，大便量少次多、不畅，小便可，面色黄染，白睛黄染，精神不振，身软乏力，腹痛。

查：舌淡红、苔薄白，脉弦浮，指凉。

方剂：柴胡（125g）桂枝汤去大枣加牡蛎 60g 、制附片 30g 。

剂量：4 剂。

方组：制附片 30g（捣），柴胡 125g，制半夏 60g，黄芩 45g，党参 45g，炙甘草 45g，桂枝 45g，赤芍 45g，牡蛎 60g，生姜 45g（切）。

煎服方法：加冷水 2400mL，泡 40 分钟（泡透），大火煮开，小火再煮 40 分钟，余下 1200mL，去渣，余下药液再煮 40 分钟，余下 600mL，分三次一天热服。

禁忌：牛奶、酸奶、饮料、绿豆、绿豆芽、辛辣、生冷、寒凉、猪肉等制品。

复诊：2020 年 10 月 16 日，眠好转，昼精神了，腹痛近平，大便比前舒，打嗝儿近愈，纳可，精神好转。

查：舌淡红、苔薄腻，脉弦略浮，指烫。

方剂：续方 10 剂。

复诊：2020 年 10 月 28 日，面不黄了，眼不黄了，腹痛近愈，精神振奋，打嗝儿已平，食入口有味儿了，眠纳可，二便可。

患者自述：前面两次是租车来诊的，今天是自己开三轮车来的，把租车的钱也省下来了。

查：舌淡红、苔薄白，脉弦浮，指烫。

方剂：续方 4 剂。

复诊：2020 年 11 月 9 日，眠好，纳好，打嗝儿平，二便可，腹痛已愈，白睛不黄了，肠鸣。

查：舌淡红、苔薄白，脉弦浮，指烫。

方剂：续方 5 剂。

复诊：2020 年 11 月 30 日，一切皆安。

按：《长沙方歌括》载：胁下痞硬大枣除，牡蛎四两应生杵。胰腺癌之肿块在胁下，故本方去大枣加生牡蛎 60g。

此例胰腺癌患者，纳一碗，昼思睡，夜不眠，打嗝儿，大便量少次多、不畅，精神不振，身软乏力，腹痛。

胰腺癌：当然也是“心下支结”的一个表现。

纳差：嘿嘿不欲饮食是也。

昼思睡，夜不眠：从阴阳的角度来看，阳入于阴，人能睡着，则寐。阳出于阴则寤，就醒。这里是阴阳颠倒，为何？阴阳出入的枢机出了问题。

打嗝儿：气机不畅的一个表现，也是“呕”的另一种表现形式。

大便量少次多、不畅：《伤寒论》第 263 条——**少阳之为病，口苦、咽干、目眩也**。此三点皆是患者能直观感受的开阖之处，为什么异样？开阖之枢机出了问题。发散思维想一下：肠道出入枢机不利是什么情况呢？大便是干？是稀？是不畅？是次多？是便秘？是擦不净？是粘马桶？皆或有之。

精神不振，身软乏力：寒邪长期不去，寒在肌肉，与正气相抟必致乏力。不过也说明病虽至脏腑，但体质基础尚可，仍有余力抗争。

腹痛：《金匮要略·腹满寒疝宿食病脉证并治第十》附方《外台》柴胡

桂枝汤，治心腹卒中痛者。

第 17 案　什么？宫颈癌原来是妇科感冒？

患者：董某。

性别：女。

年龄：79 岁。

初诊：2021 年 10 月 18 日。

现病史：宫颈癌Ⅲ b 期，检查显示宫颈菜花状，阴道水样血性分泌物量多，眠可，纳好，二便可，口干苦，乏力如干活儿劳累了一样。

查：舌淡红、苔厚腻，脉右寸关弦浮。

方剂：柴胡（125g）桂枝汤加败酱草 120g、制附片 30g（半夏 120g 方）。

剂量：4 剂。

方组：制附片 30g（捣），柴胡 125g，半夏 120g，黄芩 45g，党参 45g，炙甘草 45g，桂枝 45g，赤芍 45g，败酱草 120g，生姜 45g（切），大枣 12 枚（掰）。

煎服方法：加冷水 3500mL，泡 40 分钟以上（泡透），大火煮开，小火再煮 40 分钟，余 1200mL，去渣，余下药液再煮 40 分钟，余 600mL，分三次一天热服。

禁忌：牛奶、酸奶、饮料、绿豆、绿豆芽、辛辣、生冷、寒凉、猪肉等制品。

复诊：10 月 21 日，自述服两剂中药后阴道渗出物消失，服 3 剂中药后，自觉身体如无病一样，乏力平，眠纳好，大便略溏。

第 4 剂药已经泡上，尚未煎煮。

查：舌淡红、苔略腻，脉寸关弦浮。

方剂：续方 4 剂。

复诊：2021 年 10 月 26 日，眠纳好，身力好，大便日 3 次、溏，小便可，自述如无病一样，精神好。

查：舌淡红、苔薄腻，脉寸关弦浮。

方剂：续方3剂。

复诊：2021年10月29日，眠纳好，身力好，精神好，大便日3次。

查：舌淡红、苔薄腻，脉弦浮。

方剂：续方3剂。

复诊：2021年11月8日，自述一切皆好。

查：舌薄红、苔略腻，脉左关弦浮。

方剂：柴胡（125g）桂枝汤去大枣加牡蛎60g 、仙鹤草120g、制附片30g（半夏120g方）。

剂量：3剂。

方组：制附片30g（捣），柴胡125g，半夏120g，黄芩45g，党参45g，炙甘草45g，桂枝45g，赤芍45g，牡蛎60g，仙鹤草120g，生姜45g（切）。

煎服方法：加冷水3500mL，泡40分钟以上（泡透），大火煮开，小火再煮40分钟，余1200mL，去渣，余下药液再煮40分钟，余600mL，分三次一天热服。

禁忌：牛奶、酸奶、饮料、绿豆、绿豆芽、辛辣、生冷、寒凉、猪肉等制品。

按：一看口干苦，最容易浮现在脑海中的就是"少阳之为病，口苦、咽干、目眩也"。不过我们也要考虑一下太阳的口干，厥阴的口干，少阴的口干，阳明的口苦，百合病的口苦。要有则求之，无则求之。还好，我们的第一思考是正确的，患者证在太阳少阳合病。为什么呀？我们首先不要看病名，患者阴道水样血性分泌物量多，口干苦，乏力如干活儿劳累了一样，舌淡红、苔厚腻，脉右寸关弦浮。此症，脉弦浮，有力三阳，无力三阴，说明证在三阳；二便可，说明不在阳明；又加乏力之证，说明是久久受寒不愈；阴道水样血性分泌物量多，说明寒邪入里，如同"流鼻涕一般"。遂处方柴胡桂枝汤。

第 18 案　重获新生的老伴儿

患者：周某。

性别：男。

年龄：72 岁。

初诊：2021 年 4 月 5 日。

现病史：脑梗病史，食入口不知味，路走不动，活干不动，楼上不去，脾气较大，乏力，背痛，胸闷，呵欠，夜口水多而臭，大便偶干。

查：舌淡红、苔厚腻，脉弦浮。

方剂：柴胡桂枝汤加制附片 30g、仙鹤草 60g。

剂量：14 剂。

方组：制附片 30g（捣），柴胡 60g，制半夏 20g，黄芩 20g，党参 20g，炙甘草 20g，桂枝 20g，赤芍 20g，仙鹤草 60g，生姜 20g（切），大枣 6 枚（掰）。

煎服方法：加冷水 2000mL，泡 40 分钟以上（泡透），大火煮开，小火再煮 40 分钟，去渣，余下 600mL，分三次一天热服。

禁忌：牛奶、酸奶、饮料、绿豆、绿豆芽、辛辣、生冷、寒凉、猪肉等制品。

复诊：2021 年 5 月 7 日，自述食入口知味了，身上疼好了，胸口闷好了，原来背疼要用手捶方适。

老伴儿补述：原口流臭水离老远都能闻到，现减轻了，原来拿扫帚扫地都扫不动，拿铁锨捣两下脸憋得发青，上楼梯三个台阶都上不去，听一句不喜欢的话都会掉泪，易呵欠，呵欠声响能传很远。现在能走二里地了，原来只能走约一百多米，大便正常，小便多。

患者述：原曾咳一年半，花钱无数而无效，后来服此中药治愈，所以这次又来求诊。

查：舌淡红、苔厚腻，脉弦浮。

方剂：柴胡（125g）桂枝汤加制附片 30g 、仙鹤草 120g。

剂量：7 剂。

方组：制附片 30g（捣），柴胡 125g，制半夏 60g，黄芩 45g，党参 45g，炙甘草 45g，桂枝 45g，赤芍 45g，仙鹤草 120g，生姜 45g（切），大枣 12 枚（掰）。

煎服方法：加冷水 3500mL，泡 40 分钟以上（泡透），大火煮开，小火再煮 40 分钟，余 1200mL，去渣，余下药液再煮 40 分钟，余 600mL，分三次一天热服。

禁忌：牛奶、酸奶、饮料、绿豆、绿豆芽、辛辣、生冷、寒凉、猪肉等制品。

按：此例病情虽重，要之，不外乏力，食不知味，胸闷而烦，舌脉合参；兼之背痛，柴胡桂枝汤证显然，据证遣方，其效在意料中也。

脑梗病史，食入口不知味，路走不动，活干不动，楼上不去，脾气较大，乏力，背痛，胸闷，呵欠，夜口水多而臭，大便偶干。看看这病情，设身处地想想，真的是“生不如死”呀！

食不知味，首先我们就要想到嘿嘿不欲饮食的极端状况，这样的情况必然导致心烦，极其不是滋味。

极度乏力，之前有说吃完某个产品后一口气上五楼，这个可不是身体缺什么，而是肌肉寒则收引的一个状况。何以见得？背痛呀！太阳病，项背强痛。伤寒六七日，支节烦疼呀。还有打哈欠，也是寒伤的一个表现。

流口水，自是寒伤脾胃而致；大便偶干，枢机不利而已。

第 19 案　远赴省城求医的口吃患者

患者：皮某。

性别：男。

年龄：4 岁。

初诊：2015 年秋。

现病史：家属代述，宝宝近日不明原因发生口吃，其母亲深为担忧，遂赴省城求诊。医生检查完，说没病，让回家观察。其母亲见无从治疗，在家悲哭不已。

因患者原喜眨眼曾于本中医科治愈，患儿的奶奶遂偕其母亲带宝宝来本科求治。

查：舌淡红、尖略郁点，苔略腻，脉略浮。

问及近日纳略差，发病前曾外感，乃遣方。

方剂：柴胡桂枝汤。

剂量：5 剂。

方组：柴胡 60g，制半夏 20g，黄芩 20g，党参 20g，炙甘草 20g，桂枝 20g，赤芍 20g，生姜 20g（切），大枣 6 枚（掰）。

煎服方法：加冷水 1400mL，泡 40 分钟以上（泡透），大火煮开，小火再煮 40 分钟，去渣，余下 600mL，分三次一天热服。

禁忌：牛奶、酸奶、饮料、绿豆、绿豆芽、辛辣、生冷、寒凉、猪肉等制品。

复诊：已愈。

按：口吃之病多见，患者多深以为苦而致影响生活、工作。笔者一中学同桌亦曾为口吃患者，上学时借暑假远赴外地之“口吃矫正班”矫正治疗，方得以缓解。笔者临证时，谨遵医圣教导：观其脉证，知犯何逆。发现本病为本方证者居多，遂以本方治之，愈者多例云。

论曰：**少阳之为病，口苦、咽干、目眩也。**

为风寒所伤，枢机不利，故尔。

第 20 案　脑梗后走路无力的患者能快速跑步了

患者：李某。

性别：女。

年龄：68 岁。

初诊：2021 年 1 月 11 日。

现病史：双侧脑梗死后，糖尿病并发症，高血压、冠心病，抬腿无力，眠纳可，二便可。

查：舌淡红、苔厚腻，脉弦浮，指凉。

方剂：柴胡桂枝汤加制附片 30g 、仙鹤草 60g 。

剂量：4 剂。

方组：制附片 30g（捣），柴胡 60g，制半夏 20g，黄芩 20g，党参 20g，炙甘草 20g，桂枝 20g，赤芍 20g，仙鹤草 60g，生姜 20g（切），大枣 6 枚（掰）。

煎服方法：加冷水 2000mL，泡 40 分钟以上（泡透），大火煮开，小火再煮 40 分钟，去渣，余下 600mL，分三次一天热服。

禁忌：牛奶、酸奶、饮料、绿豆、绿豆芽、辛辣、生冷、寒凉、猪肉等制品。

复诊：2021 年 1 月 15 日，眠纳可，二便可。

查：舌淡红、苔厚腻，脉寸关弦浮，指凉。

方剂：续方 7 剂。

复诊：2021 年 1 月 22 日，腿比前有力，能抬起来了。

查：舌淡红、苔略腻，脉寸关弦浮。

方剂：柴胡（125g）桂枝汤。

剂量：4 剂。

方组：柴胡 125g，制半夏 60g，黄芩 45g，党参 45g，炙甘草 45g，桂枝 45g，赤芍 45g，生姜 45g（切），大枣 12 枚（掰）。

煎服方法：加冷水 2400mL，泡 40 分钟以上（泡透），大火煮开，小火再煮 40 分钟，余下 1200mL，去渣，余下药液再煮 40 分钟，余下 600mL，分三次一天热服。

禁忌：牛奶、酸奶、饮料、绿豆、绿豆芽、辛辣、生冷、寒凉、猪肉等制品。

复诊：2021 年 1 月 26 日，腿有劲儿了，脚能抬起了，眠浅，夜 3 点后失眠，原劳作背疼，疼时要服速效救心丸，这次服药后，背痛减轻，原来每夜口渴要喝一暖瓶水，现口渴减轻，大便正常，夜尿频。

查：舌淡红、苔厚腻，脉弦浮。

方剂：续上方 3 剂。

复诊：2021 年 1 月 29 日，背疼近愈，身力好多了，腿走路比前更有力，能跑步了，眠好了，纳正常了，大便正常。

查：舌淡红、苔厚腻，脉弦浮。

方剂：续方 5 剂。

复诊：2021 年 2 月 3 日，背偶疼，身力好，能快速跑步了，手背肤白润了。

查：舌淡红、苔略腻，脉弦浮。

方剂：续方 3 剂。

按：有人说：一个健康的人可以有一万个目标，一个不健康的人目标只有一个，那就是恢复健康。

纵观此患，双侧脑梗死后，糖尿病并发症，高血压、冠心病，抬腿无力。诸多病症说明一个问题：代谢失常。我们分析过少阳枢机不利的问题，我们也常把枢机看作是“门轴”，有看得见的“门轴”，也有看不见的“门轴”。人体新陈代谢不畅，那其中的“门轴”必然也是出了问题。本证又加脉浮，故为太少两感。若脉不浮，则不是本方证，抑或要考虑柴胡加龙骨牡蛎汤等方的应用。临证请细参。

第 21 案　住宾馆试诊的脑梗患者

患者：杨某。

性别：男。

年龄：49 岁。

初诊：2021 年 1 月 20 日。

现病史：二次脑梗后，右半身力不足。迢迢万里来到小县城，在医院附近宾馆住下，来本院试治。自述血压高、血脂高，夜咽干、喝水，大便日3次、溏，夜尿3次，纳可，胃胀，左肩胛下闷胀，烦躁易生气，早泄。

查：舌淡红、苔薄白，脉右弦浮，左关弦滑，指烫。

患者只要两剂药，言在宾馆煎服，云云，并问汤名。

方剂：柴胡（125g）桂枝汤。

剂量：2剂。

方组：柴胡125g，制半夏60g，黄芩45g，党参45g，炙甘草45g，桂枝45g，赤芍45g，生姜45g（切），大枣12枚（掰）。

煎服方法：加冷水2400mL，泡40分钟以上（泡透），大火煮开，小火再煮40分钟，去渣，余下药液再煮40分钟，余600mL，分三次一天热服。

禁忌：牛奶、酸奶、饮料、绿豆、绿豆芽、辛辣、生冷、寒凉、猪肉等制品。

复诊：2021年1月22日，晚上咽不干，不喝水了，大便日1次，夜尿没有了，胃不胀了，左肩胛下闷胀减，不生气了，血压降了、稳了，呼吸畅了，心情好了，胸闷气短好多了。

查：舌淡红、尖红点，苔厚腻，脉弦浮，指烫。

方剂：续方5剂。

复诊：2021年1月26日，眠好多了，心脏改善很明显，后背心脏区不痛了，前胸也不痛了，偶心悸，夜间血压低压高，但不难受。

自述一吃降压片就阳痿，20多年的咽炎、气管炎，现在痰少了，胸闷减轻，面色好转，皮肤也好很多，面色白润了，肤有光泽了。耳鸣减，记忆力好很多了，右半身比以前有力气了，心情好转了，自觉特轻松，心情愉悦了。

查：舌淡红，苔略腻、水滑，脉弦浮。

方剂：续方5剂。

患者问过方名，打道回京。笔者笑谓：常言，是骡子是马，拉出来遛遛。这是来“遛遛”涂医生的。众人一笑。

按：为什么试？定是多处求医，效差。我们一定相信每一位医者为患者诊治时都是尽心尽责的。奈何方向不对，努力白费呀！如果我们“悦读”《伤寒论》，映入眼帘的总纲全是“脉证并治”，忽略了核心而舍本求末，自然所得是寥寥无几。所谓医者诊治当察色按脉，则可洞见脏腑；遣方使药，应能立起沉疴。不效时，我们应反观自己是否是诊治思路出了问题，抑或是细节没有把握到位，切不可疑圣贤之智慧。

你看本例，虽初看疑雾纷纭，且病者并不深信，在此种迷乱情况之下，据脉证遣方，立获良效。当此时，患者有了信心，中医有了威信，可经方还是那个经方，千百年来从未有变。若不是多年临证，我亦惊奇！

在此引述一下《伤寒杂病论序》，与诸君共勉之。

论曰：**怪当今居世之士，曾不留神医药，精究方术，上以疗君亲之疾，下以救贫贱之厄，中以保身长全，以养其生，但竞逐荣势，企踵权豪，孜孜汲汲，唯名利是务，崇饰其末，忽弃其本，华其外而悴其内，皮之不存，毛将安附焉？**

第22案　发热1年的患者

患者：曾某。

性别：男。

年龄：65岁。

初诊：2017年2月17日。

现病史：发热1年，大便4日一行、干，眠差，纳可，糖尿病，肺炎，检查右肺上叶高密度影，纵隔内淋巴结肿，脑梗后10年。

查：舌淡红、苔略腻，脉略数。

方剂：柴胡桂枝汤。

剂量：5剂。

方组：柴胡60g，制半夏20g，黄芩20g，党参20g，炙甘草20g，桂枝 20g，赤芍 20g，生姜 20g（切），大枣 6 枚（掰）。

煎服方法：加冷水 1400mL，泡 40 分钟以上（泡透），大火煮开，小火再煮 40 分钟，去渣，余下 600mL，分三次一天热服。

禁忌：牛奶、酸奶、饮料、绿豆、绿豆芽、辛辣、生冷、寒凉、猪肉等制品。

复诊：2017 年 3 月 1 日，发热已愈，大便日一行。

按：本例主诉发热 1 年，为何 1 年未治愈？

舌苔略腻为病有兼夹，体质复杂化，大便四日一行，为另一佐证。

脉数为发热表征之一。

糖尿病、脑梗在此为参考，无辨证意义。

肺炎、纵隔内淋巴结肿，从西医角度提示其外感未愈。

为何 1 年未愈？治症而人仍病也。

本例从整体着眼：眠差，为阳难入阴；大便不畅，为枢机不利之表现。结合外感之证，直取柴胡桂枝汤，是以枢机运，阴阳和，便通热退。

第 23 案　只吃稀饭不吃稠饭的患者

患者：刘某。

性别：男。

年龄：32 岁。

初诊：2017 年 3 月 14 日。

现病史：纳差，口苦，口干能饮，吃饭只吃稀饭，饱食无碍，唯不欲吃稠饭（如米饭、馒头等），口臭，眠差，大便干，身体消瘦，耳痛。

查：舌淡红、苔略腻，脉略迟。

方剂：柴胡桂枝汤。

剂量：3 剂。

方组：柴胡 60g，制半夏 20g，黄芩 20g，党参 20g，炙甘草 20g，桂枝 20g，赤芍 20g，生姜 20g（切），大枣 6 枚（掰）。

煎服方法：加冷水 1400mL，泡 40 分钟以上（泡透），大火煮开，小火再煮 40 分钟，去渣，余下 600mL，分三次一天热服。

禁忌：牛奶、酸奶、饮料、绿豆、绿豆芽、辛辣、生冷、寒凉、猪肉等制品。

复诊：2017 年 3 月 17 日，能吃馒头了，饮水减少，精神好转。

查：舌脉同前。

方剂：续方 3 剂。

复诊：2017 年 3 月 20 日，眠好转，口臭减，耳痛减，大便干，纳仍略不足。

查：舌脉同前。

方剂：续方 4 剂。

按：临证类似病例多矣！笔者常与同道提一问题：此患者为能食乎？不能食乎？

言能食者，却又一口稠饭不欲入口，馒头、米饭不吃。

说不能也，却又一顿能喝稀饭两三碗。

众人沉思。

无他，少阳病，口苦、咽干、目眩之咽干临证表现也，众人颔首。

第 24 案　奶水不足也能治？

患者：曾某。

性别：女。

年龄：38 岁。

初诊：2018 年 4 月 27 日。

现病史：生幼子 18 天，因生气致奶水减少，深以为忧。

查：舌淡红、苔薄白，脉弦浮。

方剂：柴胡桂枝汤加制附片 15g。

剂量：5 剂。

方组：制附片15g（捣），柴胡60g，制半夏20g，黄芩20g，党参20g，炙甘草20g，桂枝20g，赤芍20g，生姜20g（切），大枣6枚（掰）。

煎服方法：加冷水1400mL，泡40分钟以上（泡透），大火煮开，小火再煮40分钟，去渣，余下600mL，分三次一天热服。

禁忌：牛奶、酸奶、饮料、绿豆、绿豆芽、辛辣、生冷、寒凉、猪肉等制品。

复诊：2018年5月7日，自述药服完奶水就足了。

按：为什么会生气？

内因：肝主情志，身体有问题，肝气不畅。

外因：诱因。

为什么奶水变少了？

女性乳房属胃，乳头属肝，生气后肝气郁结加重，气机不畅，故乳出不畅。

肝木克脾土，运化不足，则奶水少矣。

生气只是体质状态的一个外化而已。

柴胡桂枝汤适证而用，木气条达，土得生化，奶水复常也。

第25案　产后风本来就是一场外感

患者：李某。

性别：女。

年龄：28岁。

初诊：2017年8月31日。

现病史：生育后两个月，自满月始，指趾关节痛，腕痛，奶水略不足，眠纳可。

查：舌淡红、苔薄白，脉略弦。

方剂：柴胡桂枝汤加制附片15g。

剂量：7剂。

方组：制附片15g（捣），柴胡60g，制半夏20g，黄芩20g，党参20g，炙甘草20g，桂枝20g，赤芍20g，生姜20g（切），大枣6枚（掰）。

煎服方法：加冷水1400mL，泡40分钟以上（泡透），大火煮开，小火再煮40分钟，去渣，余下600mL，分三次一天热服。

禁忌：牛奶、酸奶、饮料、绿豆、绿豆芽、辛辣、生冷、寒凉、猪肉等制品。

复诊：2017年9月7日，自述服药5剂后奶水好了，身痛大减。

查：舌脉同上。

方剂：续方7剂。

复诊：2017年9月14日，指趾关节痛大减，原不动即痛，现用力才痛，腕关节仍痛，奶水比前大增。

按：产后风，产后中风也，产后为风寒所伤使然。本方在产后诸多疾病的应用上也可以说是首屈一指。女性在生完孩子之后还要给孩子喂奶，此时抗生素又不能随便使用，这种情况往往困扰了无数的家庭和不识本方的医者。还好，我们在临证中跨越千年而求其本源，识得了本方的基本应用规律，明晰了本方的方证基础。

生产时，血弱气尽，腠理开，本来就易被邪风所侵。再加此时的女性易于生气，情志问题常伴，抑或宿有肝胆疾患，那就极容易在此种情况下得太少两感之证。往往都会出现产后缺乳、产后厌食、月子病、外感等诸多疾患。如遇此况，请及时想到本方，并参合方证思考应用。如果脉证不合，也要思考是不是桂枝汤、桂枝加厚朴杏子汤、小柴胡汤、桂枝人参汤、附苓理中汤、柔肝合剂、柴胡桂枝干姜汤、吴茱萸汤等。

第26案　20年的月子病只是感冒后未愈而已

患者：闫某。

性别：女。

年龄：51岁。

初诊：2019 年 7 月 1 日。

现病史：怕风、怕冷、怕凉水，空调冷风一吹即透。见凉则小腹痛，手胀两年，易汗，汗后见凉加重，右腕肿，乏力，曾服中药年余无果。

查：舌淡红、苔厚腻，脉弦浮。

方剂：柴胡桂枝汤加制附片 30g（白芍方）。

剂量：7 剂。

方组：制附片 30g（捣），柴胡 60g，制半夏 20g，黄芩 20g，党参 20g，炙甘草 20g，桂枝 20g，白芍 20g，生姜 20g（切），大枣 6 枚（掰）。

煎服方法：加冷水 1400mL，泡 40 分钟以上（泡透），大火煮开，小火再煮 40 分钟，去渣，余 600mL，分三次一天热服。

禁忌：牛奶、酸奶、饮料、绿豆、绿豆芽、辛辣、生冷、寒凉、猪肉等制品。

复诊：2017 年 7 月 8 日，服 3 剂后怕风减，身暖了，能吹电风扇了，原天天盖被，现不盖被子了，自述原来因病不能工作，不能做家务，病起于月子病，已 20 年之久，原来的身体潮湿，现减轻了，原来手胀，头凉如风吹，现在减轻了。

查：舌淡红、苔厚腻，脉弦浮。

方剂：柴胡（125g）桂枝汤加附片 30g、仙鹤草 60g（制半夏 120g 方）。

剂量：9 剂。

方组：制附片 30g（捣），柴胡 125g，制半夏 120g，黄芩 45g，党参 45g，炙甘草 45g，桂枝 45g，赤芍 45g，仙鹤草 60g，生姜 45g（切），大枣 12 枚（掰）。

煎服方法：加冷水 3500mL，泡 40 分钟以上（泡透），大火煮开，小火再煮 40 分钟，去渣，余下药液再煮 40 分钟，余下 600mL，分三次一天热服。

禁忌：牛奶、酸奶、饮料、绿豆、绿豆芽、辛辣、生冷、寒凉、猪肉等制品。

复诊：2017 年 7 月 16 日，原每夜汗出衣被均湿，昨夜为两年来第一次未出汗，睡衣干爽，原阴道、肛门、鼻、口等均凉，现均大减，怕风大减，铁凳子坐上亦不觉凉了，晨仍乏力。

查：舌淡红、苔厚腻，脉弦浮。

方剂：续上方 10 剂。

按：现在很多女性都怕生孩子，诸多原因吧。其中一项就是产后出现杂病，无从治愈，故而怕再生产，抑或不能生产。产后出现怕风、怕冷、怕凉水，空调冷风一吹即透，见凉则小腹痛，乏力，做什么事情没状态，这些都是困扰女性产后的现实问题。可是为什么久久不愈呢？医者要深思，家属也要深思。这绝对不是外治或者温阳就可以解决的，也不是说女性生完孩子就变了，就矫情了。而是女性本来有着相应的社会压力，又在此时一不小心“误入”了伤寒三要义而已。

本方应用，调整体质状态，可以解外感，可以调脾胃，可以使奶水充足，可以治疗月子病，可以愈疼痛，可以祛斑，可以塑形，可以丰胸。万般疾病变化，只在不变的方证之中，也在不变的病因之中。

第 27 案　慢性腹泻原来是外感未愈

患者：吴某。

性别：女。

年龄：66 岁。

初诊：2018 年 5 月 31 日。

现病史：多年来大便次多，每入厕慢则拉裤子里，不欲吃馍（馒头），腿乏力，腿酸，腿疼。

查：舌淡红、苔厚腻，脉略弦。

方剂：柴胡桂枝汤加制附片 30g（白芍方）。

剂量：5 剂。

方组：制附片 30g（捣），柴胡 60g，制半夏 20g，黄芩 20g，党参 20g，炙甘草 20g，桂枝 20g，白芍 20g，生姜 20g（切），大枣 6 枚（掰）。

煎服方法：加冷水1400mL，泡40分钟以上（泡透），大火煮开，小火再煮40分钟，去渣，余600mL，分三次一天热服。

禁忌：牛奶、酸奶、饮料、绿豆、绿豆芽、辛辣、生冷、寒凉、猪肉等制品。

复诊：2018年6月5日，大便日1～2次，如厕慢时不拉到裤子上了。

按：此患者腹泻虽为主诉，参之不欲吃馍，类比于口干；乏力、腿酸，为外感后遗症；腿疼，为“支节烦疼”之表现；脉弦，有力在少阳，则此腹泻次多为肠道“感冒流涕”之表现也。外感愈，诸症消。

第28案　内科不治喘，治喘丢了脸，经方应用，别开洞天

患者：王某。

性别：女。

年龄：69岁。

初诊：2018年5月21日。

现病史：咳喘每逢阴天时发作，乏力半年，头痛，眠梦多，纳一碗饭，二便可。

查：舌淡红、苔厚腻，脉略弦。

方剂：柴胡桂枝汤加制附片30g。

剂量：7剂。

方组：制附片30g（捣），柴胡60g，制半夏20g，黄芩20g，党参20g，炙甘草20g，桂枝20g，赤芍20g，生姜20g（切），大枣6枚（掰）。

煎服方法：加冷水1400mL，泡40分钟以上（泡透），大火煮开，小火再煮40分钟，去渣，余600mL，分三次一天热服。

禁忌：牛奶、酸奶、饮料、绿豆、绿豆芽、辛辣、生冷、寒凉、猪肉等制品。

复诊：2018年5月31日，咳喘好转80%。

按：咳喘为主诉，病因固多，而每逢阴天加重，则有恶寒之意，亦为

休作有时之状；参之每顿食纳一碗，为纳差也；乏力，为外感常见之后遗症；头痛者，“支节烦疼”之一也，也当为太阳病之项强、头痛也；脉弦则知病有少阳之变。诸诊合参，乃为柴胡桂枝汤方证。

治人不治病而愈，如是而已。

第29案　服用8年的止痛药未治愈的病，居然1周治愈

患者：王某。

性别：女。

年龄：38岁。

初诊：2018年6月4日。

现病史：全身关节痛10年，指关节变形，右手肿，已服双氯芬酸钠片8年，面斑，眠梦多。

查：舌淡红、苔厚腻，脉略弦。

方剂：柴胡桂枝汤加制附片30g。

剂量：7剂。

方组：制附片30g（捣），柴胡60g，制半夏20g，黄芩20g，党参20g，炙甘草20g，桂枝20g，赤芍20g，生姜20g（切），大枣6枚（掰）。

煎服方法：加冷水1400mL，泡40分钟以上（泡透），大火煮开，小火再煮40分钟，去渣，余下600mL，分三次一天热服。

禁忌：牛奶、酸奶、饮料、绿豆、绿豆芽、辛辣、生冷、寒凉、猪肉等制品。

复诊：2018年6月11日，不用服止痛药关节也不疼了。

按：止痛、灭痛，痛而不止。何也？外感未愈也，伤寒六七日，支节烦疼也，寒去则疼止也。

第 30 案　让人烦恼的雀斑，竟然也可以这样治？

患者：李某。

性别：男。

年龄：12 岁。

初诊：2018 年 5 月 1 日。

现病史：面雀斑，鼻炎，纳差，大便两日一行。

查：舌淡红、苔略腻，脉弦浮。

方剂：柴胡桂枝汤（白芍方）。

剂量：14 剂。

方组：柴胡 60g，制半夏 20g，黄芩 20g，党参 20g，炙甘草 20g，桂枝 20g，白芍 20g，生姜 20g（切），大枣 6 枚（掰）。

煎服方法：加冷水 1400mL，泡 40 分钟以上（泡透），大火煮开，小火再煮 40 分钟，去渣，余下 600mL，分三次一天热服。

禁忌：牛奶、酸奶、饮料、绿豆、绿豆芽、辛辣、生冷、寒凉、猪肉等制品。

复诊：2018 年 5 月 18 日，面部雀斑大减，纳增，大便日一行。

查：舌淡红、苔薄白，脉略弦。

方剂：柴胡桂枝汤加制附片 15g。

剂量：21 剂。

方组：制附片 15g（捣），柴胡 60g，制半夏 20g，黄芩 20g，党参 20g，炙甘草 20g，桂枝 20g，白芍 20g，生姜 20g（切），大枣 6 枚（掰）。

煎服方法：加冷水 1400mL，泡 40 分钟以上（泡透），大火煮开，小火再煮 40 分钟，去渣，余 600mL，分三次一天热服。

禁忌：牛奶、酸奶、饮料、绿豆、绿豆芽、辛辣、生冷、寒凉、猪肉等制品。

临证发现，儿童的雀斑变浅较快一点，效验多多。

社旗县一小姑娘，脸上雀斑一长出，其奶奶即携其来诊，每来就诊一次即淡掉一些。蕴之于内，发之于外。由外而知内也，故而不治斑而斑愈，亦知此雀斑本为体质之变引起者。

第31案　精子活力低，是因为他感冒了？

患者：刘某。

性别：男。

年龄：27岁。

初诊：2018年5月3日。

现病史：精子活力低，不育。

查：舌淡红、苔略腻，脉弦浮略数。

方剂：柴胡桂枝汤。

剂量：7剂。

方组：柴胡60g，制半夏20g，黄芩20g，党参20g，炙甘草20g，桂枝20g，赤芍20g，生姜20g（切），大枣6枚（掰）。

煎服方法：加冷水1400mL，泡40分钟以上（泡透），大火煮开，小火再煮40分钟，去渣，余下600mL，分三次一天热服。

禁忌：牛奶、酸奶、饮料、绿豆、绿豆芽、辛辣、生冷、寒凉、猪肉等制品。

复诊：2018年5月31日。

查：舌淡红、苔薄白，脉弦浮。

方剂：柴胡桂枝汤加制附片30g（白芍方）。

剂量：14剂。

方组：制附片30g（捣），柴胡60g，制半夏20g，黄芩20g，党参20g，炙甘草20g，桂枝20g，白芍20g，生姜20g（切），大枣6枚（掰）。

煎服方法：加冷水1400mL，泡40分钟以上（泡透），大火煮开，小火再煮40分钟，去渣，余下600mL，分三次一天热服。

禁忌：牛奶、酸奶、饮料、绿豆、绿豆芽、辛辣、生冷、寒凉、猪肉等制品。

复诊：2018 年 6 月 20 日，自觉人比之前有精神了，复查精子活力 AB 级大增，精子活动度正常了，仍易汗。

查：舌淡红，苔略腻、尖略红点，脉弦浮，指尖凉。

方剂：柴胡桂枝汤加制附片 30g。

剂量：14 剂。

方组：制附片 30g（捣），柴胡 60g，制半夏 20g，黄芩 20g，党参 20g，炙甘草 20g，桂枝 20g，赤芍 20g，生姜 20g（切），大枣 6 枚（掰）。

煎服方法：加冷水 1400mL，泡 40 分钟以上（泡透），大火煮开，小火再煮 40 分钟，去渣，余下 600mL，分三次一天热服。

禁忌：牛奶、酸奶、饮料、绿豆、绿豆芽、辛辣、生冷、寒凉、猪肉等制品。

按：男性不育之病，精子活力低较常见。若单论此症，往往乏效，然整体论治，局部病变自然随之而愈。

春天来了，大地皆春，感冒愈，人精神了，精子岂能不精神？

见病不治病，治人也。

第 32 案　化疗后遗症，经方亦可恃

患者：乔某。

性别：男。

年龄：70 岁。

初诊：2018 年 6 月 1 日。

现病史：肺癌化疗 1 个疗程后，纳差，不欲食，乏力，腹泻，腹痛。

查：舌淡红、苔厚腻，脉弦浮。

方剂：柴胡桂枝汤加制附片 30g（白芍方）。

剂量：3 剂。

方组：制附片30g（捣），柴胡60g，制半夏20g，黄芩20g，党参20g，炙甘草20g，桂枝20g，白芍20g，生姜20g（切），大枣6枚（掰）。

煎服方法：加冷水1400mL，泡40分钟以上（泡透），大火煮开，小火再煮40分钟，去渣，余下600mL，分三次一天热服。

禁忌：牛奶、酸奶、饮料、绿豆、绿豆芽、辛辣、生冷、寒凉、猪肉等制品。

复诊：2018年7月6日，自述上次来诊开方，服一剂半即愈。老伴原来身体不适，上次拿的中药服1剂后，胃口也好了。

今化疗第二疗程后，又感胃不适，纳差、乏力、大便下坠感。

查：舌淡红，苔厚腻、边白滑，脉弦浮数。

方剂：续方3剂，柴胡桂枝汤加附片30g（白芍方）。

按：外感后纳差者多矣！化疗后纳差者亦多矣！

所同者，均为外邪干人，对人体产生破坏，造成疾病。若人体反应状态一样，则如医圣之教诲：观其脉证，知犯何逆，随证治之，可也。

笔者临证，所见化疗后纳差者，重者至水米不进者，不知凡几。据证遣方，如桂枝人参汤，如吴茱萸汤，如附苓理中汤，如本方等，救治患者多矣。

第33案　肛裂怎么治?

患者：宗某。

性别：女。

年龄：35岁。

初诊：2018年6月28日。

现病史：肛裂周余，伴随疼痛、下血，大便易干。

查：舌淡红、苔略腻，脉弦浮。

方剂：柴胡桂枝汤加制附片30g。

剂量：7剂。

方组： 制附片30g（捣），柴胡60g，制半夏20g，黄芩20g，党参20g，炙甘草20g，桂枝20g，赤芍20g，生姜20g（切），大枣6枚（掰）。

煎服方法： 加冷水1400mL，泡40分钟以上（泡透），大火煮开，小火再煮40分钟，去渣，余下600mL，分三次一天热服。

禁忌： 牛奶、酸奶、饮料、绿豆、绿豆芽、辛辣、生冷、寒凉、猪肉等制品。

复诊： 2018年7月6日，肛裂已愈，不痛了，不下血了。

问： 服几剂见效？

答： 服药后即不痛了。

查： 舌淡红、尖瘀点，苔薄白，脉略弦浮。

方剂： 续方4剂。

按： 肛裂这个问题，说大不大，说不大吧又如坐针毡。有些人在无奈之下强忍度日，也有的人用外治法月余方愈。月余方愈，是治之愈？是自愈？难说了。

而本方之用对于痔疮、痔疮下血、痔疮疼痛、肛裂、肛瘘等疾患的治疗如探囊取物，往往用即可效。

你要问为什么，答案是我们要运用发散性思维。因肺开窍于鼻，肺与大肠相表里，而大肠开窍于肛门，这其实是受寒而感冒的一个不同表现形式。外感后最易出现的就是鼻塞、流涕，或流鼻血，久则鼻息肉、鼻甲肥大、鼻腔囊肿等。肛门的问题类似于鼻炎的问题，只不过是位置不同而已。

以下几例，尽在此理。

第34案　难治的瘘管也可以治

患者： 张某。

性别： 男。

年龄： 34岁。

初诊：2018 年 4 月 17 日。

现病史：肛周瘘管，伴随疼痛 4 天，右眼昏。

查：舌略暗、苔略腻，脉弦浮。

方剂：柴胡桂枝汤加制附片 30g。

剂量：7 剂。

方组：制附片 30g（捣），柴胡 60g，制半夏 20g，黄芩 20g，党参 20g，炙甘草 20g，桂枝 20g，赤芍 20g，生姜 20g（切），大枣 6 枚（掰）。

煎服方法：加冷水 1400mL，泡 40 分钟以上（泡透），大火煮开，小火再煮 40 分钟，去渣，余下 600mL，分三次一天热服。

禁忌：牛奶、酸奶、饮料、绿豆、绿豆芽、辛辣、生冷、寒凉、猪肉等制品。

复诊：2018 年 5 月 15 日，服药后，痔瘘出头（脓出）而消，瘘管好 80%，不疼不痒，不下血了，亦不渗出了。

第 35 案　痔疮下血 1 剂愈

患者：王某。

性别：男。

年龄：40 岁。

初诊：2022 年 1 月 14 日。

现病史：痔疮下血，时脐左或脐周隐痛，自觉怕冷。检查：胃黏膜息肉，直肠炎，乙状结肠炎，反流性胃炎，眠纳可，二便可。

查：舌淡红、苔厚腻，脉浮滑。

方剂：柴胡桂枝汤加仙鹤草 60g。

剂量：7 剂。

方组：柴胡 60g，制半夏 20g，黄芩 20g，党参 20g，炙甘草 20g，桂枝 20g，赤芍 20g，仙鹤草 60g，生姜 20g（切），大枣 6 枚（掰）。

煎服方法：加冷水 2000mL，泡 40 分钟以上（泡透），大火煮开，小火再煮40分钟，去渣，余下600mL，分三次一天热服。

禁忌：牛奶、酸奶、饮料、绿豆、绿豆芽、辛辣、生冷、寒凉、猪肉等制品。

复诊：2022年1月20日，自述服1剂药，痔疮不下血了，原来的怕冷减轻，原来盖厚被亦觉身冷。服两剂药后胃舒服了，服3剂药后脐周不痛了。

查：舌淡红、苔厚腻，脉弦浮。

方剂：柴胡桂枝汤加制附片30g、仙鹤草60g。

剂量：10剂。

方组：制附片30g（捣），柴胡60g，制半夏20g，黄芩20g，党参20g，炙甘草20g，桂枝20g，赤芍20g，仙鹤草60g，生姜20g（切），大枣6枚（掰）。

煎服方法：加冷水2000mL，泡40分钟以上（泡透），大火煮开，小火再煮40分钟，去渣，余下600mL，分三次一天热服。

禁忌：牛奶、酸奶、饮料、绿豆、绿豆芽、辛辣、生冷、寒凉、猪肉等制品。

按：俗话说，十人九痔。笔者对痔疮本不在意，感觉乃常见的小病，无须费心参研，直至某日见邻人伏卧竹床，痛苦万端，询之，痔疮术后而致也。遂重视本病诊治，后遇痔疮患者，观其脉证，虽有多种方证表现，但本方证者殊多。

据证遣方，效若桴鼓。何也？

其一，方证吻合，可治万病。

其二，肺与大肠相表里，肺开窍于鼻，大肠开窍于肛门。临证有人推散肛部筋结治愈鼻炎。然则从肺窍论治肛门病，其理一也。

其三，肝经绕阴器，本方有条达肝气之功，适证应用，治疗肛部疾病多矣，岂独痔疮也？

第 36 案　懒人症也可以这样治

患者：范某。

性别：女。

年龄：56 岁。

初诊：2018 年 7 月 9 日。

现病史：乏力、纳差，昼不精神、夜不寐，身疼，眼痒，冬天手足冷，过敏性鼻炎，哮喘，每冬外感咳嗽、气喘、易咳，易汗，大便溏、日一行。

查：舌淡红、苔薄白，脉弦。

方剂：柴胡桂枝汤加制附片 30g（白芍方）。

剂量：7 剂。

方组：制附片 30g（捣），柴胡 60g，制半夏 20g，黄芩 20g，党参 20g，炙甘草 20g，桂枝 20g，白芍 20g，生姜 20g（切），大枣 6 枚（掰）。

煎服方法：加冷水 1400mL，泡 40 分钟以上（泡透），大火煮开，小火再煮 40 分钟，去渣，余下 600mL，分三次一天热服。

禁忌：牛奶、酸奶、饮料、绿豆、绿豆芽、辛辣、生冷、寒凉、猪肉等制品。

复诊：2018 年 7 月 27 日，自述精力增，指关节不痛了，纳好了，原饥而不欲食。服完药精神了，把屋子打扫一遍。原来看见屋子脏也不想管。仍清涕、痰多，后半夜流涕致醒，大便溏，眼痒。

查：舌淡红、苔薄白，脉弦。

方剂：续方 7 剂，柴胡桂枝汤加附片 30g（白芍方）。

按：临证所见，为寒所伤后，阳气被遏，虽症状纷繁复杂，而乏力之证实甚为广见。尤其患者发现外感后，即服市面上常见之感冒成药。像发热、身痛诸症愈后，往往由于体质原因，尤其旧有宿疾者，若方证不合，用药不当，常后遗种种不适，或称之为“感冒后遗症”。而乏力一症，最易被人忽视其感冒源，导致长期不愈，而影响生活、工作的方方面面，以致痛苦万端，却因不明病因而长期耽误。我们谨遵医圣教导，观其脉证，柴胡桂枝汤证甚多。据证遣方，愈者不可胜数矣。

第37案　5年腹痛一朝愈

患者：侯某。

性别：女。

年龄：45岁。

初诊：2018年10月2日。

现病史：子宫腺肌症合并子宫腺肌瘤，腹痛5年，右下腹疼痛，下午加重，眠纳可。

查：舌淡红、苔滑腻，脉弦浮，指凉。

方剂：柴胡桂枝汤加制附片30g（白芍方）。

剂量：7剂。

方组：制附片30g（捣），柴胡60g，制半夏20g，黄芩20g，党参20g，炙甘草20g，桂枝20g，白芍20g，生姜20g（切），大枣6枚（掰）。

煎服方法：加冷水1400mL，泡40分钟以上（泡透），大火煮开，小火再煮40分钟，去渣，余下600mL，分三次一天热服。

禁忌：牛奶、酸奶、饮料、绿豆、绿豆芽、辛辣、生冷、寒凉、猪肉等制品。

复诊：2018年10月9日，来述一剂药服下去，第二天不腹痛了。

无他，妇科外感，为寒所伤也，肝经绕阴器，故尔。

按：子宫腺肌症、子宫腺肌瘤，为西医学中的难病。患者最大的痛苦，往往在于反复发作，难以忍受的疼痛，因为这种难忍的疼痛，时有患者因不堪忍受而选择手术切除子宫，殊为可叹！见症治症，或有效，或无效。

先贤有言："对病欲愈，执方欲加，此下工之为也。"见痛治痛，如果缺乏对体质的整体辨证，体质没得到真正的改善，症状的改善往往是一过性的。这也常是患者病痛迁延的主要原因。不治病而治人，人好了，病则不存也。

六经辨证，辨识体质；脉证合参，据证遣方。病虽一也，治可能不同；或其病万千，证同而取方则同，一方又能治万千之病矣。

第38案　见凉腹泻为哪端？

患者：杨某。

性别：男。

年龄：51岁。

初诊：2018年9月28日。

现病史：腹泻，见凉则肠鸣，里急后重，大便下坠感，如厕解不净感，五更腹泻，身沉重，腋汗，乏力。

查：舌淡红、苔略腻，脉弦浮。

方剂：柴胡桂枝汤加制附片30g（白芍方）。

剂量：7剂。

方组：制附片30g（捣），柴胡60g，制半夏20g，黄芩20g，党参20g，炙甘草20g，桂枝20g，白芍20g，生姜20g（切），大枣6枚（掰）。

煎服方法：加冷水1400mL，泡40分钟以上（泡透），大火煮开，小火再煮40分钟，去渣，余下600mL，分三次一天热服。

禁忌：牛奶、酸奶、饮料、绿豆、绿豆芽、辛辣、生冷、寒凉、猪肉等制品。

复诊：2018年10月4日，大便坠胀感近愈，五更泻亦大减，腋汗大减，乏力感大减，眠纳好转，自述药每次少量服很舒服。

查：舌淡红、苔略腻，脉弦浮。

方剂：续方7剂。

复诊：2018年10月11日，五更腹不痛了，下身轻松了，上身仍觉重，原见凉则必如厕，腹泻后方安，现大减轻，腋汗减，吃饭时易汗。

查：舌淡红、苔薄白，脉弦浮。

方剂：续方 7 剂。

按：见凉加重者，恶寒之表现也；肠鸣、里急后重，下坠感者，肠道为寒所伤而“清涕”长流也；五更泻者，少阳病欲解时，寅时之显示也，风火相煽，或木气疏泄失衡，乃至腹痛为患，便急泄泻遂作也；身沉重者，乏力之表现也；腋汗者，桂枝汤证之汗出表现之一也。参诸脉证，则柴胡桂枝汤证何疑焉？

第 39 案　怕风的过敏性哮喘患者

患者：邢某。

性别：女。

年龄：52 岁。

初诊：2018 年 9 月 28 日。

现病史：过敏性哮喘，易发荨麻疹，动则汗出。自述大便曾经不畅。

查：舌淡红、苔薄白，脉弦浮数。

方剂：柴胡桂枝汤加制附片 30g（白芍方）。

剂量：7 剂。

方组：制附片 30g（捣），柴胡 60g，制半夏 20g，黄芩 20g，党参 20g，炙甘草 20g，桂枝 20g，白芍 20g，生姜 20g（切），大枣 6 枚（掰）。

煎服方法：加冷水 1400mL，泡 40 分钟以上（泡透），大火煮开，小火再煮 40 分钟，去渣，余下 600mL，分三次一天热服。

禁忌：牛奶、酸奶、饮料、绿豆、绿豆芽、辛辣、生冷、寒凉、猪肉等制品。

复诊：2018 年 10 月 8 日，原见风或闻到异味则喘，现此症状大减轻，荨麻疹亦比前减，热则汗出。

查：舌淡红、苔厚腻，脉弦浮。

方剂：续方 14 剂。

复诊：2018 年 11 月 13 日，见风则喘之症大减。

查：舌淡红、苔薄腻，脉弦浮。

方剂：柴胡桂枝汤加制附片 30g 、杏仁 15g（白芍方）。

剂量：28 剂。

方组：制附片 30g（捣），柴胡 60g，制半夏 20g，黄芩 20g，党参 20g，炙甘草 20g，桂枝 20g，白芍 20g，杏仁 15g，生姜 20g（切），大枣 6 枚（掰）。

煎服方法：加冷水 1400mL，泡 40 分钟以上（泡透），大火煮开，小火再煮 40 分钟，去渣，余下 600mL，分三次一天热服。

禁忌：牛奶、酸奶、饮料、绿豆、绿豆芽、辛辣、生冷、寒凉、猪肉等制品。

按：哮喘者，难病也。

俗话说：内科不治喘，治喘丢了脸。为什么喘？这才是问题的核心。

过敏性哮喘者，对某种诱因的反应也。临证时，遇寒发病的较多，伴发之荨麻疹亦常遇寒而发。二者同具，为同一病因所致：为寒所伤，遇寒发病，遇寒加重也。

大便为何不畅？肺与大肠相表里也，肺气不利而影响大肠运化功能也。

见风则喘，动则汗出者，恶风之表现，兼桂枝汤证之汗出表现也。

《伤寒论》第 95 条：**太阳病，发热汗出者，此为荣弱卫强，故使汗出，欲救邪风者宜桂枝汤。**

参之弦浮之脉，故遣方柴胡桂枝汤，而喘、疹、汗等皆愈。常者觉乎异常，实为方证相一，而百病复存乎？

第 40 案　厌食月余的患者

患者：程某。

性别：女。

年龄：56 岁。

初诊：2018 年 10 月 8 日。

现病史：厌食月余，大便 6 日一行，面黄肿。

查：舌淡红、苔厚腻，脉弦浮，指凉。

方剂：柴胡桂枝汤加制附片 30g（白芍方）。

剂量：3 剂。

方组：制附片 30g（捣），柴胡 60g，制半夏 20g，黄芩 20g，党参 20g，炙甘草 20g，桂枝 20g，白芍 20g，生姜 20g（切），大枣 6 枚（掰）。

煎服方法：加冷水 1400mL，泡 40 分钟以上（泡透），大火煮开，小火再煮 40 分钟，去渣，余下 600mL，分三次一天热服。

禁忌：牛奶、酸奶、饮料、绿豆、绿豆芽、辛辣、生冷、寒凉、猪肉等制品。

复诊：2018 年 10 月 11 日，能吃饭了。

按：厌食者，嘿嘿不欲饮食是也；大便数日一行者，枢机不利是也；脉又兼浮者，“外证未去”是也。枢机一转，其门自畅。

第 41 案　乳腺癌术后的纳差患者

患者：杜某。

性别：女。

年龄：71 岁。

初诊：2018 年 10 月 9 日。

现病史：2003 年乳腺癌术后，纳差，不能吃干，眠差，身痛，腿痛，大便干、数日一行。

查：舌淡红、边尖齿痕，脉弦浮，指凉。

方剂：柴胡桂枝汤加制附片 30g。

剂量：7 剂。

方组：制附片30g（捣），柴胡60g，制半夏20g，黄芩20g，党参20g，炙甘草20g，桂枝20g，赤芍20g，生姜20g（切），大枣6枚（掰）。

煎服方法：加冷水1400mL，泡40分钟以上（泡透），大火煮开，小火再煮40分钟，去渣，余下600mL，分三次一天热服。

禁忌：牛奶、酸奶、饮料、绿豆、绿豆芽、辛辣、生冷、寒凉、猪肉等制品。

复诊：2018年10月23日，纳增，知饥，大便日一行。

按：《伤寒论》第96条：**伤寒五六日，中风，往来寒热，胸胁苦满，嘿嘿不欲饮食……**

乳腺癌者，为胸胁满之一表现也，以胸满（乳腺癌）为苦；纳差者，嘿嘿不欲饮食也；不能吃干者，为口咽干的外现；身痛，腰腿痛者，《伤寒论》第146条之"支节烦疼"也；眠差、便秘，皆少阳枢机不利使然；脉弦浮者，体质之征也。

第42案　扳机指不做手术也能好

患者：常某。

性别：男。

年龄：53岁。

初诊：2018年10月23日。

现病史：右中指腱鞘炎（扳机指），左肩疼，怕冷，不知饥，乏力。

查：舌质暗、苔略腻，脉弦，右手凉。

方剂：柴胡桂枝汤加制附片30g。

剂量：7剂。

方组：制附片30g（捣），柴胡60g，制半夏20g，黄芩20g，党参20g，炙甘草20g，桂枝20g，赤芍20g，生姜20g（切），大枣6枚（掰）。

煎服方法：加冷水1400mL，泡40分钟以上（泡透），大火煮开，小火再煮40分钟，去渣，余下600mL，分三次一天热服。

禁忌： 牛奶、酸奶、饮料、绿豆、绿豆芽、辛辣、生冷、寒凉、猪肉等制品。

复诊： 2018 年 11 月 1 日，右中指腱鞘炎肿胀比前减轻，有肤纹了，不怕冷了，不乏力了，左肩仍疼。

查： 舌淡红、苔厚腻，脉略弦。

方剂： 续方 10 剂。

按： 肝主筋也，此扳机指，又病发于厥阴经上，兼之畏寒之表证，寒则收引，故致此病。寒去了，筋紧亦减。临证常见之久治不愈的颈肩腰腿痛患者，常谓多方求治，有效无果，因而自诩“毁大师”。察色按脉，多有表证不解，故尔，没有整体辨证施治，往往舍本而逐末者也。

第 43 案　一身尽病的患者 3 剂药愈

患者： 赵某。

性别： 女。

年龄： 70 岁。

初诊： 2018 年 11 月 9 日。

现病史： 周身乏力如得大病，劳作时手无力，嗜睡，头不适、头一阵一阵热，眼睁不开感，口苦、口臭，纳差，咽苦如药，眠差，闻声惊悸，晨大便前腹隐痛，食入易胃胀，偶胸闷气上不来，脑梗病史。

查： 舌淡红、边齿痕，苔厚腻，脉弦浮。

方剂： 柴胡桂枝汤加制附片 30g。

剂量： 3 剂。

方组： 制附片 30g（捣），柴胡 60g，制半夏 20g，黄芩 20g，党参 20g，炙甘草 20g，桂枝 20g，赤芍 20g，生姜 20g（切），大枣 6 枚（掰）。

煎服方法： 加冷水 1400mL，泡 40 分钟以上（泡透），大火煮开，小火再煮 40 分钟，去渣，余下 600mL，分三次一天热服。

禁忌： 牛奶、酸奶、饮料、绿豆、绿豆芽、辛辣、生冷、寒凉、猪肉等制品。

复诊：2018 年 11 月 14 日，诸症近愈。

按：此例乏力为主症之一，嗜睡为乏力至精气神层面的表现，眼亦乏力则有睁不开感。

口苦、咽苦之表现，部位虽异，均为口苦之加重扩展表现也。

劳作手无力，为肢体方面之乏力表现。

晨便前腹隐痛者，为少阳肝气疏泄之病也。

胸闷、气上不来，为胸胁苦满之征也。

头热阵作，为寒热往来、休作有时的表现。

其眠差亦为枢机不利、阳难入阴之临证表现也。

所以，虽有众多痛苦之症，本质则一也，为少阳病之柴胡证之外现也。常有人说：古方今病不相能也。噫！看到本例时，患者基本就是照着《伤寒论》所述得的病。这也反证仲圣先师之述乃本于临证，源于生活，又高于临证之高屋建瓴大论也。是以方遣而证消病愈矣。

第 44 案　服药后畅泻的患者

患者：武某。

性别：女。

年龄：53 岁。

初诊：2018 年 11 月 12 日。

现病史：乳腺癌肺转移，血糖高，腹胀，纳差，项背沉痛，腰背痛，身沉，眠差，小腹隐痛，小便频，大便日一行。

查：舌淡红、苔薄腻，脉弦。

方剂：柴胡桂枝汤加制附片 30g（白芍方）。

剂量：3 剂。

方组：制附片 30g（捣），柴胡 60g，制半夏 20g，黄芩 20g，党参 20g，炙甘草 20g，桂枝 20g，白芍 20g，生姜 20g（切），大枣 6 枚（掰）。

煎服方法：加冷水1400mL，泡40分钟以上（泡透），大火煮开，小火再煮40分钟，去渣，余下600mL，分三次一天热服。

禁忌：牛奶、酸奶、饮料、绿豆、绿豆芽、辛辣、生冷、寒凉、猪肉等制品。

复诊：2018年11月15日，自述服1剂药后，晚上大便畅行、略泻，第2剂药续服后，腹泻加重而全身舒适，夜眠中不知不觉腹泻到床上。第3剂药服后，夜间腹泻至床上两次，然全身愈来愈轻松，孩子纷纷劝其电话询问一下，其亦不以为意，云云。

现纳好了，身不沉了，腰背不痛了，小便不频了，小腹不痛了，全身轻松了，大便畅。

查：舌淡红、苔厚腻，脉略弦。

方剂：续方4剂。

复诊：2018年11月20日，大便不泻了、略溏，易打嗝儿，略乏力，腰略痛。

查：舌淡红、苔薄白，脉弦。

方剂：柴胡桂枝汤加制附片30g、龙骨45g、牡蛎45g（白芍方）。

剂量：3剂。

方组：制附片30g（捣），柴胡60g，制半夏20g，黄芩20g，党参20g，炙甘草20g，桂枝20g，白芍20g，龙骨45g，牡蛎45g，生姜20g（切），大枣6枚（掰）。

煎服方法：加冷水2000mL，泡40分钟以上（泡透），大火煮开，小火再煮40分钟，去渣，余下600mL，分三次一天热服。

禁忌：牛奶、酸奶、饮料、绿豆、绿豆芽、辛辣、生冷、寒凉、猪肉等制品。

引《伤寒论》第278条：**伤寒脉浮而缓，手足自温者，系在太阴。太阴当身发黄，若小便自利者，不能发黄。至七八日，虽暴烦下利日十余行，必自止，以脾家实，腐秽当去故也。**

第 45 案　过敏性紫癜原来也是一场感冒

患者： 董某。

性别： 男。

年龄： 11 岁。

初诊： 2018 年 11 月 19 日。

现病史： 过敏性紫癜，外感后 6 天，昨夜下肢突发紫癜，右手肿胀，右足背痛，双臂痛，走路走不动，纳差，大便日一行。

查： 舌淡红、苔略腻，脉弦浮。

方剂： 柴胡桂枝汤加制附片 30g 、仙鹤草 60g。

剂量： 3 剂。

方组： 制附片 30g（捣），柴胡 60g，制半夏 20g，黄芩 20g，党参 20g，炙甘草 20g，桂枝 20g，赤芍 20g，仙鹤草 60g，生姜 20g（切），大枣 6 枚（掰）。

煎服方法： 加冷水 2000mL，泡 40 分钟以上（泡透），大火煮开，小火再煮 40 分钟，去渣，余下 600mL，分三次一天热服。

禁忌： 牛奶、酸奶、饮料、绿豆、绿豆芽、辛辣、生冷、寒凉、猪肉等制品。

复诊： 2018 年 11 月 21 日，下肢紫癜斑块大减、颜色变淡，右手肿胀减轻，走路疼痛减轻，现咽痛，纳差，大便日一行。

查： 舌淡红、苔略腻，脉弦浮数。

方剂： 续方 5 剂。

复诊： 2018 年 11 月 26 日，流鼻血，大便溏。

查： 舌淡红、舌苔腻，脉略数。

方剂： 甘草泻心汤。

剂量： 4 剂。

方组： 甘草 60g，生黄芩 45g，干姜 45g，黄连 15g，制半夏 60g，大

枣12枚（掰）。

煎服方法：加冷水2000mL，泡40分钟以上（泡透），大火煮开，小火再煮40分钟，余下1200mL，去渣，余下药液再煮40分钟，余下600mL，分三次一天热服。

禁忌：牛奶、酸奶、饮料、绿豆、绿豆芽、辛辣、生冷、寒凉、猪肉等制品。

复诊：2018年11月30日，紫癜已平。

按：过敏性紫癜为常见病，西医多以激素控制症状，但易反复发病。曾有一患者述说，其在一个紫癜患者群内，很多人都是反复发病以致反复住院治疗。

笔者用仲景脉法指导，辨证遣方，愈者众多。儿童患病者多在外感之后诱发，为寒所伤者也。脉证合参，柴胡桂枝汤证广见。合并出现之身痛、乏力、纳差等，均为本方证常见之伴症。紫癜者，肌衄也。汗血同源，乃以肤汗视之可也。临证经验，加有强壮之功的仙鹤草，取效尤捷。故：紫癜者，症状而已。人愈而病消。

第46案　烦人的丝状疣

患者：贾某。

性别：女。

年龄：75岁。

初诊：2018年11月28日。

现病史：乏力，纳差，大便干、数日一行，高血压，甲状腺结节，颈动脉斑块。

查：舌淡红、苔厚腻，脉弦浮。

方剂：柴胡桂枝汤加制附片30g。

剂量：14剂。

方组：制附片30g（捣），柴胡60g，制半夏20g，黄芩20g，党参

20g，炙甘草 20g，桂枝 20g，赤芍 20g，生姜 20g（切），大枣 6 枚（掰）。

煎服方法：加冷水 1400mL，泡 40 分钟以上（泡透），大火煮开，小火再煮 40 分钟，去渣，余下 600mL，分三次一天热服。

禁忌：牛奶、酸奶、饮料、绿豆、绿豆芽、辛辣、生冷、寒凉、猪肉等制品。

复诊：2019 年 1 月 7 日，身有力了，纳好了，大便两日一行，自述服药后，项部原来很多的丝状疣变少了，左臂原来有一个较大的瘊子亦变小了，面部的老年斑变淡了。

查：舌淡红、苔略腻，脉弦浮。

方剂：续方 14 剂。

按：丝状疣者，由人乳头瘤病毒（HPV）感染，致表皮增厚，角化过度引起。有人用激光灼烧等法，疗效不佳，或致皮肤疤痕形成，得不偿失。

临证多例患者，随证遣方，病愈而疣亦脱落。如本例者，病毒感染者，亦外感之一也，观其脉证，知犯何逆，随证治之，何惧之有矣？

若单论丝状疣，有人径取做饭时锅盖上的温热蒸馏水外涂，多一周而愈，此法唯一的缺点是：不适用于懒人。

第 47 案　12 年的癫痫不再犯病了

患者：李某。

性别：男。

年龄：15 岁。

初诊：2019 年 3 月 4 日。

现病史：家属代述，患者 3 岁时外感引发癫痫抽搐。现易胸闷，小便解不净，受凉则如厕大便、便溏，眠纳可，手不凉，劳累或眠差则癫痫发病。

查：舌淡红、苔厚腻，脉弦浮。

方剂：柴胡桂枝汤（白芍方）。

剂量：28剂。

方组：柴胡60g，制半夏20g，黄芩20g，党参20g，炙甘草20g，桂枝20g，白芍20g，生姜20g（切），大枣6枚（掰）。

煎服方法：加冷水1400mL，泡40分钟以上（泡透），大火煮开，小火再煮40分钟，去渣，余下600mL，分三次一天热服。

禁忌：牛奶、酸奶、饮料、绿豆、绿豆芽、辛辣、生冷、寒凉、猪肉等制品。

复诊：2019年4月10日，胸不闷了，小便畅了，眠纳好了，劳累也不犯病了，大便偶溏，足凉。

查：舌淡红、舌尖平直，苔薄腻，脉弦浮，手凉。

方剂：柴胡桂枝汤加制附片30g（白芍方）。

剂量：28剂。

方组：制附片30g（捣），柴胡60g，制半夏20g，黄芩20g，党参20g，炙甘草20g，桂枝20g，白芍20g，生姜20g（切），大枣6枚（掰）。

煎服方法：加冷水1400mL，泡40分钟以上（泡透），大火煮开，小火再煮40分钟，去渣，余下600mL，分三次一天热服。

禁忌：牛奶、酸奶、饮料、绿豆、绿豆芽、辛辣、生冷、寒凉、猪肉等制品。

按：癫痫本属疑难病。本例患者，本由外感后而引发本病（其实很多都是由外感引发之后遗症）。实属表证未解尔。时日既久，病因渐忘，只囿于症状，见症治症，遂致病邪不解，迁延不愈。

其劳累犯病者，乏力之谓也。

受凉如厕者，畏寒之征也。

胸闷者，胸胁苦满者也。

兼之脉弦而浮，有表证，又有少阳，故为太少两感之柴胡桂枝汤证应机而发，诸证皆愈，复何疑焉？

明《伤寒》之理，方为医中之大道。

第 48 案　难治的面肌痉挛原来也是感冒

患者：周某。

性别：女。

年龄：75 岁。

初诊：2019 年 9 月 9 日。

现病史：面部强 3 个月，面肌痉挛，双小腿肚胀痛，大便日一行。

查：舌淡红、苔薄腻，脉弦浮。

方剂：柴胡桂枝汤加制附片 30g。

剂量：7 剂。

方组：制附片 30g（捣），柴胡 60g，制半夏 20g，黄芩 20g，党参 20g，炙甘草 20g，桂枝 20g，赤芍 20g，生姜 20g（切），大枣 6 枚（掰）。

煎服方法：加冷水 1400mL，泡 40 分钟以上（泡透），大火煮开，小火再煮 40 分钟，去渣，余下 600mL，分三次一天热服。

禁忌：牛奶、酸奶、饮料、绿豆、绿豆芽、辛辣、生冷、寒凉、猪肉等制品。

复诊：2019 年 9 月 24 日，自述服 3 剂药后，症状即轻了，小腿肚胀痛亦减，仍乏力，腿痛，眠纳可。

查：舌淡红、苔略腻，脉弦浮，指凉。

方剂：续方 7 剂。

按：寒则收引也。外感伤寒了，筋为之紧，故而强，强极则痉挛矣。腿痛亦然，故寒去而面强愈，面肌痉挛亦愈，其病一也。

第 49 案　蛇串疮后遗症也能治？

患者：董某。

性别：女。

年龄：49岁。

初诊：2019年12月6日。

现病史：右臀蛇串疮后遗症，皮肤感觉迟钝，走路时局部强痛，纳偏差，咳嗽，大便溏。

查：舌淡红、苔薄白，脉弦浮。

方剂：柴胡桂枝汤加制附片30g、厚朴30g、杏仁20g。

剂量：7剂。

方组：制附片30g（捣），柴胡60g，制半夏20g，黄芩20g，党参20g，炙甘草20g，桂枝20g，赤芍20g，厚朴30g，杏仁20g，生姜20g（切），大枣6枚（掰）。

煎服方法：加冷水2000mL，泡40分钟以上（泡透），大火煮开，小火再煮40分钟，去渣，余下600mL，分三次一天热服。

禁忌：牛奶、酸奶、饮料、绿豆、绿豆芽、辛辣、生冷、寒凉、猪肉等制品。

复诊：2019年12月13日，诸症均好转，皮肤不强，有感觉了，走路时皮损处亦不痛了。

查：舌淡红、苔略腻，脉弦浮。

方剂：续方7剂。

按：蛇串疮后遗症颇为痛苦，偶有疼痛难忍而以死求解脱者。曾记得十几年前，一老汉来求诊时，自述蛇串疮发病时不疼，疱疹下去后开始疼痛，简直是生不如死，因此而服农药自杀3次，幸都被家人及时发现送医院抢救回来，云云。

唉，可叹！

医者自当明《伤寒》之理，以救生民之苦也。

第50案　贫血12年的女患者

患者：郭某。

性别：女。

年龄：39岁。

初诊：2018年11月28日。

现病史：贫血12年，长年干咳，眠纳可，大便可，头痛。

查：舌淡红、苔光剥，脉浮数。

方剂：柴胡桂枝汤加制附片30g（白芍方）。

剂量：5剂。

方组：制附片30g（捣），柴胡60g，制半夏20g，黄芩20g，党参20g，炙甘草20g，桂枝20g，白芍20g，生姜20g（切），大枣6枚（掰）。

煎服方法：加冷水1400mL，泡40分钟以上（泡透），大火煮开，小火再煮40分钟，去渣，余下600mL，分三次一天热服。

禁忌：牛奶、酸奶、饮料、绿豆、绿豆芽、辛辣、生冷、寒凉、猪肉等制品。

复诊：2018年12月3日，昼不咳了，夜仍咳，头痛减。

查：舌淡红、苔前薄，脉浮数。

方剂：续方7剂。

复诊：2018年12月13日，贫血好转，指腹比前红润，纳大增。

查：舌淡红、苔薄白，脉浮数。

方剂：续服，而愈。

问：缘何贫血？缘何干咳？

答：伤寒，故咳，咳者，肺排寒也。头痛亦为寒伤之症。

引《伤寒论》第96条：**伤寒五六日，中风，往来寒热，胸胁苦满，嘿嘿不欲饮食……小柴胡汤主之。**

引《伤寒论》第97条：**血弱气尽，腠理开，邪气因入，与正气相抟，结于胁下。正邪分争，往来寒热，休作有时，嘿嘿不欲饮食……小柴胡汤主之。**

寒去而头痛愈，咳平，纳增，贫血得治矣。

第51案　乏力10年的患者

患者：王某。

性别：男。

年龄：51岁。

初诊：2019年5月2日。

现病史：四肢乏力十余年，手汗如洗，四肢痛，二便可，性功能差。医院检查示尿酸高。

查：舌淡红、苔薄白，脉弦浮。

方剂：柴胡桂枝汤加制附片30g（白芍方）。

剂量：7剂。

方组：制附片30g（捣），柴胡60g，制半夏20g，黄芩20g，党参20g，炙甘草20g，桂枝20g，白芍20g，生姜20g（切），大枣6枚（掰）。

煎服方法：加冷水1400mL，泡40分钟以上（泡透），大火煮开，小火再煮40分钟，去渣，余下600mL，分三次一天热服。

禁忌：牛奶、酸奶、饮料、绿豆、绿豆芽、辛辣、生冷、寒凉、猪肉等制品。

复诊：2019年5月9日，乏力大减，身汗大减，手汗亦大减，大便略溏。

查：舌淡红、苔薄白，脉弦浮。

方剂：续方10剂。

按：有人调侃，男人说什么都行，就是不能说不行。

乏力十余年？十年前就不行了——动力不足了。全身都蔫儿，四肢劳作要用力，所以表现明显而已。其周身乏力，男性功能岂有不乏力乎？

腰腿痛，四肢痛者，“支节烦疼”也；手汗如洗者，阳不敛阴之故。则阳痿、早泄为体质外现之症状。故许多不得不说不行的男人，感冒后遗症而已，岂是“伟哥”之类所能治者？

治愈感冒，精气神足了，春暖而自然花开，伴发之症复何言哉？

第 52 案　12 岁的淋巴瘤患者

患者：周某。

性别：男。

年龄：12 岁。

初诊：2021 年 6 月 28 日。

现病史：2019 年始，患经典型霍奇金淋巴瘤——混合细胞型经典霍奇金淋巴瘤四期，全身多发，侵犯双颈部、纵隔、双肺门、左腋窝、腹腔，腹膜后，左臀部肌间隙，双髂血管、双腹股沟淋巴结、脾脏、颅骨、躯干骨及四肢骨、骨髓。

现：眠差，纳可，二便可，右胁痛。

查：舌淡红、苔薄白，脉弦浮，甲无月痕。

方剂：柴胡（125g）桂枝汤加制附片 30g、仙鹤草 60g(半夏 120g 方)。

剂量：14 剂。

方组：制附片 30g（捣），柴胡 125g，半夏 120g，黄芩 45g，党参 45g，炙甘草 45g，桂枝 45g，赤芍 45g，仙鹤草 60g，生姜 45g（切），大枣 12 枚（掰）。

煎服方法：加冷水 3500mL，泡 40 分钟以上（泡透），大火煮开，小火再煮 40 分钟，余下 1200mL，去渣，余药再煮 40 分钟，余下 600mL，分三次一天热服。

禁忌：牛奶、酸奶、饮料、绿豆、绿豆芽、辛辣、生冷、寒凉、猪肉等制品。

复诊：2021 年 8 月 3 日，右胁痛已平，眠可，纳少，有汗。

查：舌淡红、苔薄白，脉弦浮，甲无月痕。

方剂：柴胡（125g）桂枝汤加制附片 30g 、厚朴 30g 、苏叶 30g（半夏 120g 方）。

剂量：7 剂。

方组：制附片 30g（捣），柴胡 125g，半夏 120g，黄芩 45g，党参 45g，炙甘草 45g，桂枝 45g，赤芍 45g，厚朴 30g，苏叶 30g，生姜 45g（切），大枣 12 枚（掰）。

煎服方法：加冷水 3500mL，泡 40 分钟以上（泡透），大火煮开，小火再煮 40 分钟，余下 1200mL，去渣，余下药液再煮 40 分钟，余下 600mL，分三次一天热服。

禁忌：牛奶、酸奶、饮料、绿豆、绿豆芽、辛辣、生冷、寒凉、猪肉等制品。

复诊：2021 年 9 月 14 日，其父亲告知，患者近日在郑州某医院做 PET CT 检查显示：全身病灶多处已消掉。

查：舌淡红、苔薄白，脉弦浮数。

方剂：续上方 7 剂。

复诊：2022 年 2 月 18 日，其母亲拿出手机，展示最近的复查报告，一切皆正常，纳略差，眠可，二便可。

查：舌淡红、苔薄白，脉弦浮。

方剂：柴胡（125g）桂枝汤去大枣加牡蛎 60g、制附片 30g、薏苡仁 120g、仙鹤草 60g（半夏 60g 方）。

剂量：7 剂。

方组：制附片 30g（捣），柴胡 125g，半夏 60g，黄芩 45g，党参 45g，炙甘草 45g，桂枝 45g，赤芍 45g，薏苡仁 120g，仙鹤草 60g，牡蛎 60g，生姜 45g（切）。

煎服方法：加冷水 3500mL，泡 40 分钟以上（泡透），大火煮开，小火再煮 40 分钟，余下 1200mL，去渣，余药再煮 40 分钟，余下 600mL，分三次一天热服。

禁忌：牛奶、酸奶、饮料、绿豆、绿豆芽、辛辣、生冷、寒凉、猪肉等制品。

按：此例患儿，命悬一线，命悬一线矣！

姜师佐景曾言曰：即遇险证当前，应立予急救之方，晓得病人不服此必死，服此或有生望，除此别无他法。泰山崩于前而不惊，死神追于后而无畏，这样才是医者风度！

先哲孙思邈先生亦言："胆欲大而心欲小，智欲圆而行欲方。"

江苏名医殷师子正曾云："儿女性情，英雄肝胆；神仙手眼，菩萨心肠。"余一闻而善之，其甚觉若用此语绳医为最切。李可老中医亦屡屡言及此语。

当此患儿来诊时，岂敢以得失相衡焉？唯观其脉证，吻合于柴胡桂枝汤，遂遵仲圣先师之教导，径遣原方原量，嘱之以原煎服法。

有云：无乃药量太重乎？

复引殷师子正之言云：盖疾病之发生，乃生理之反常；药物之矫治，系利用其偏性。质言之：则病与药之关连，正相反相成耳！以故方药之运用，无所谓轻重；医者之胆量，亦无所谓大小。用之当，则附、桂正所以生人；用之非，则参、苓适用以祸世。药之功罪，固用者之功罪。何预于轻重大小之本身哉？倘明致谨慎之名，阴成委责之实，则恐恶斯甚矣，过莫大焉！

病果愈，仲圣果不我欺焉。

第 53 案　疗效确切的方子怎么会无效了？

患者：胡某。

性别：女。

年龄：11 岁。

初诊：2019 年 3 月 27 日。

现病史：全身抽动，吭嗓（爱清嗓），眨眼，遗尿。

查：舌淡红、苔略腻，脉弦浮。

方剂：柴胡桂枝汤加厚朴 30g 、杏仁 20g。

剂量：7 剂。

方组：柴胡 60g，制半夏 20g，黄芩 20g，党参 20g，炙甘草 20g，桂枝 20g，赤芍 20g，厚朴 30g，杏仁 20g，生姜 20g（切），大枣 6 枚（掰）。

煎服方法：加冷水 2000mL，泡 40 分钟以上（泡透），大火煮开，小火再煮 40 分钟，去渣，余下 600mL，分三次一天热服。

禁忌：牛奶、酸奶、饮料、绿豆、绿豆芽、辛辣、生冷、寒凉、猪肉等制品。

复诊：家属代述，上次服药 1 周马上好转，原来四肢抽动明显，不能走直路，耸背。后在当地自行取药，效果不再进步，遂又来本科室求诊。现大便 2 ～ 3 天一行，偶遗尿。

查：舌淡红、苔略腻，脉弦浮。

方剂：柴胡桂枝汤加制附片 30g、厚朴 30g 、杏仁 20g。

剂量：28 剂。

方组：制附片 30g（捣），柴胡 60g，制半夏 20g，黄芩 20g，党参 20g，炙甘草 20g，桂枝 20g，赤芍 20g，厚朴 30g，杏仁 20g，生姜 20g（切），大枣 6 枚（掰）。

煎服方法：加冷水 2000mL，泡 40 分钟以上（泡透），大火煮开，小火再煮 40 分钟，去渣，余下 600mL，分三次一天热服。

禁忌：牛奶、酸奶、饮料、绿豆、绿豆芽、辛辣、生冷、寒凉、猪肉等制品。

复诊：2022 年 2 月 8 日，一切皆愈，唯纳略差，家长想让给孩子健胃。

查：舌淡红、苔薄腻，脉略浮。

方剂：桂枝加厚朴杏仁汤。

方组：桂枝 45g，白芍 45g，炙甘草 30g，厚朴 30g，杏仁 20g（捣），生姜 45g（切），大枣 12 枚（掰）。

煎服方法：加冷水 1400mL，泡 40 分钟以上（泡透），大火煮开，小火再煮 40 分钟，余下 600mL，去渣，分三次温服，覆被取微汗。

予以巩固。

按：此例值得深思，辨证准确，遣方切证，疗效显著，尤其复诊时在脉证仍在的情况下，患者自购药物效果却不好，唯一的可能就是——其家属自购的药材质量不够好。

有人说：“中医不死于医，而死于药。”现实中所见者屡矣。3 年后复诊，询知在医院药房取的药疗效确切。再次证明了中间无效的原因在于其购的药材质量问题。慎之！

第 54 案　肝癌患者的反馈

患者：周某。

性别：男。

年龄：52 岁。

初诊：2020 年 11 月 16 日。

现病史：肝癌，胆红素高，纳偏差，夜口干，右胁下胀，上胸部轻度毛细血管痣，眠可，二便可。

查：舌边红、舌尖红，苔薄腻，脉双关尺弦浮，指凉。

方剂：柴胡（125g）桂枝汤去大枣加牡蛎 60g。

剂量：10 剂。

方组：柴胡 125g，制半夏 60g，黄芩 45g，党参 45g，炙甘草 45g，桂枝 45g，赤芍 45g，牡蛎 60g，生姜 45g（切）。

煎服方法：加冷水 2400mL，泡 40 分钟以上（泡透），大火煮开，小火再煮 40 分钟，余下 1200mL，去渣，余下药液再煮 40 分钟，余下 600mL，分三次一天热服。

禁忌：牛奶、酸奶、饮料、绿豆、绿豆芽、辛辣、生冷、寒凉、猪肉等制品。

复诊：2020 年 12 月 29 日，医院检查显示各项指标都好转了。右胁下不胀了，上胸毛细血管痣已平。

查：舌淡红、舌尖红，苔略腻，脉关尺弦浮。

方剂：续方 20 剂。

按：人常问：中医都治什么病？答：小到癌症，大到感冒。人顿生疑惑，是不是说错了呀？应该是小到感冒，大到癌症呀！其实，当我们深入理解的时候，你会发现：感冒虽小变匆匆，上午下午证不同；癌症虽大体质病，精准辨证就是对体质的调理。当然，也有证在三阴的情况，我们会碰到阴病出阳的情况，癌症患者若最初诊疗时证在厥阴，在治疗的过程中基本都会出现转入少阳的时机，这个时候患者就有诸多外感的表现。不要担心，这是好事，抓住机会，开门逐寇，基本都小汗而愈。也有体质较差的患者，解表后会再入厥阴，继续调理待再转少阳。

本例患者，体质基础尚可，属伤寒六七日，证在三阳。虽为危重之证，但抗邪能力犹在，迅速治愈亦不惊奇。我们可以理解为：虽然水面结冰了，但只是在零摄氏度徘徊，稍稍温之，冰自化。如若与零度相去甚远，则恢复起来就需要假以时日了。但是我们更应该知道，只要明白了机理，明确了方向，知道了方法，病好只需在时间上求之了。

第 55 案　肝癌患者终于能吃饭了

患者：王某。

性别：男。

年龄：62 岁。

初诊：2020 年 7 月 6 日。

现病史：肝癌，乏力数月，纳差，大便不畅。

查：舌淡红、苔厚腻，脉弦浮，指凉。

方剂：柴胡桂枝汤加制附片 30g、仙鹤草 60g。

剂量：7 剂。

方组：制附片 30g（捣），柴胡 60g，制半夏 20g，黄芩 20g，党参 20g，炙甘草 20g，桂枝 20g，赤芍 20g，仙鹤草 60g，生姜 20g（切），大枣 6 枚（掰）。

煎服方法：加冷水 2000mL，泡 40 分钟以上（泡透），大火煮开，小火再煮40分钟，去渣，余下600mL，分三次一天热服。

禁忌：牛奶、酸奶、饮料、绿豆、绿豆芽、辛辣、生冷、寒凉、猪肉等制品。

复诊：2020年7月13日，自述能吃饭了，原来吃一碗饭都腹胀，多方治疗花十几万而饭都吃不下；原来路都走不动，现在腿有力了；大便好了，原五六日一行；原来头右半边痛，现在亦好了。自觉现在身体好转，如无病一样。

查：舌淡红、苔厚腻，脉弦浮。

方剂：续方7剂。

按：肝癌，这个病名告诉我们：患者的体质出问题了。若单考虑病，或某一症状，则易陷入“对病欲愈，执方欲加”的层面。调理体质，需要假以时日。而肿瘤患者，生存期是一个很急迫的时间问题，要与病邪争时间，从而减轻痛苦、改善症状、延长存活。让患者活得有质量、有尊严，这是医患的共同目标。

临证时，不要为病名所拘，而谨遵仲圣先师之传承，观其脉证，知犯何逆，随证治之，常常取效。

本例之纳差、乏力、大便不畅、脉弦浮、头痛，吻合柴胡桂枝汤方证，则效验确切。

治病固然是目标，而层次更重要。本案例之前后变化。信然。

第56案　小细胞肺癌患者生活如常了

患者：董某。

性别：男。

年龄：66岁。

初诊：2021年7月13日。

现病史：左肺小细胞肺癌脑转移，乏力、嗜睡，干呕，大便干，三日一行。

查： 舌淡红、苔薄腻，脉弦浮。

方剂： 柴胡（125g）桂枝汤加厚朴 30g、杏仁 20g、制附片 30g、仙鹤草 120g（半夏 120g 方）。

剂量： 7 剂。

方组： 制附片 30g（捣），柴胡 125g，半夏 120g，黄芩 45g，党参 45g，炙甘草 45g，桂枝 45g，赤芍 45g，厚朴 30g，杏仁 20g，仙鹤草 120g，生姜 45g（切），大枣 12 枚（掰）。

煎服方法： 加冷水 3500mL，泡 40 分钟以上（泡透），大火煮开，小火再煮 40 分钟，余下 1200mL，去渣，余下药液再煮 40 分钟，余下 600mL，分三次一天热服。

禁忌： 牛奶、酸奶、饮料、绿豆、绿豆芽、辛辣、生冷、寒凉、猪肉等制品。

复诊： 2021 年 7 月 22 日，走路比前有劲了，精神状态有好转，大便日一行，干呕，晨咳有痰，昼痰少。

查： 舌淡红、苔厚腻，脉双关弦浮。

方剂： 柴胡（125g）桂枝汤加制附片 30g、仙鹤草 120g（半夏 120g 方）。

剂量： 7 剂。

方组： 制附片 30g（捣），柴胡 125g，半夏 120g，黄芩 45g，党参 45g，炙甘草 45g，桂枝 45g，赤芍 45g，仙鹤草 120g，生姜 45g（切），大枣 12 枚（掰）。

煎服方法： 加冷水 3500mL，泡 40 分钟以上（泡透），大火煮开，小火再煮 40 分钟，余下 1200mL，去渣，余下药液再煮 40 分钟，余下 600mL，分三次一天热服。

禁忌： 牛奶、酸奶、饮料、绿豆、绿豆芽、辛辣、生冷、寒凉、猪肉等制品。

复诊： 2021 年 8 月 2 日，精神状态好转，纳好，不干呕了，呼吸略觉胸闷，有痰，大便日 6 次。

查：舌淡红、苔厚腻，脉弦浮。

方剂：续上方 10 剂。

复诊：2021 年 8 月 24 日，纳好，精神好，不嗜睡了，痰少了，胸不闷了，心口偶尔感觉有滋辣感（南阳方言，与烧心感类似，但程度较其轻），大便日 4 ～ 5 次。

查：舌淡红、苔略腻，脉弦浮。

方剂：续上方 14 剂。

复诊：2021 年 9 月 8 日，眠纳好，痰好了，咽部略有辣感，大便日 1 ～ 2 次，下地拔花生劳累身痛。

查：舌淡红、苔略腻，脉双关弦浮。

方剂：续上方 14 剂。

复诊：2021 年 9 月 23 日，痰没了，咽部辣感消失了，下地拔花生亦不觉累了，自觉没病了，眠纳可，大便日 1 ～ 2 次。

查：舌淡红、苔略腻，脉关尺弦浮。

方剂：续上方 10 剂。

按：癌？小细胞肺癌？脑转移？

在谈癌色变的场景下，小细胞癌凭着其高复制速度让人闻风丧胆，其因此带来的低存活期让无数家庭陷入悲痛之中，再加上脑转移，患者命悬一线矣。

精神不振、乏力、干呕、便秘，这些更是严重影响患者的生活质量。

且看脉证——吻合柴胡桂枝汤证。重症还需下“猛药”方可救命，径取原量方。

还好，一七精神增，身力增；二七纳好，不呕了，续服至劳作如常。

看着这病仿佛怪邪乎，实为“寒伤”而已。

还好我们有仲圣所著述的《伤寒杂病论》，才能帮助我们用经方之术来载我们治病救人之道。

仲师传承经方之功，千古不没矣。

正如先贤岳美中岳老在医圣祠的题词所言：法崇仲圣思常沛，医学长沙自有真。

信然。

第57案　76岁的小细胞肺癌患者

患者：郭某。

性别：男。

年龄：76岁。

初诊：2021年8月26日。

现病史：小细胞肺癌，胸腔积液，眠浅，纳差，气短而喘，小便不利，下午胫肿，快走则气喘，不咳。

查：舌淡红、苔略腻，脉弦浮。

方剂：柴胡桂枝汤加制附片30g、仙鹤草120g。

剂量：10剂。

方组：制附片30g（捣），柴胡60g，制半夏20g，黄芩20g，党参20g，炙甘草20g，桂枝20g，赤芍20g，仙鹤草120g，生姜20g（切），大枣6枚（掰）。

煎服方法：加冷水2000mL，泡40分钟以上（泡透），大火煮开，小火再煮40分钟，去渣，余下600mL，分三次一天热服。

禁忌：牛奶、酸奶、饮料、绿豆、绿豆芽、辛辣、生冷、寒凉、猪肉等制品。

复诊：2021年9月10日，续方。

复诊：2021年9月23日，家人代述，精神好，纳好，眠好，胸闷已轻。

并述患者初服本方时，腹泻而自行停药，后续服而安。

方剂：续方10剂。

按：中医治病不外乎八种方法，即汗、吐、下、和、温、清、消、补，从而使体质从不正常的状态回归到原有的有序化，这也是根据自然的法则来的。其实，人体本身就有这八种功能，并且在自发地调动这些功能，维持身体的平衡。药物或其他治疗方法，只不过是一个辅助或促进罢了。这是中医治疗方法的根本。

中医学也讲：痛则不通，通则不痛。服药后出现痛或更痛、肿或更肿，均是排病反应。

另一层面来说，病邪的排出，会从上窍、下窍，从肺胃、皮毛这些途径排出。

从上窍，如服药后眼、耳、鼻、口腔分泌物增加；从下窍，表现为大、小便次数增多，量多；从肺胃，表现为咳嗽有痰，呕吐；从皮毛，如身痒，有蚁行感，汗多，有红斑等，均是疾病排出的一个过程。出现这些情况，前提是辨六经、辨方证，如若不当下而下之，不当吐而吐之，不当汗而发汗，不当温补而强予之，则不为正法也。

第 58 案　大嗜铬细胞瘤术后腹大如孕的患者

患者： 李某。

性别： 女。

年龄： 35 岁。

初诊： 2020 年 4 月 2 日。

现病史： 自述 2019 年大嗜铬细胞瘤术后，腹大如孕，经量少，经来烦躁。

查： 舌淡红、苔厚腻，脉弦浮，指凉。

方剂： 柴胡桂枝汤加制附片 30g、仙鹤草 60g。

剂量： 10 剂。

方组： 制附片 30g（捣），柴胡 60g，制半夏 20g，黄芩 20g，党参 20g，炙甘草 20g，桂枝 20g，赤芍 20g，仙鹤草 60g，生姜 20g（切），大枣 6 枚（掰）。

煎服方法： 加冷水 2000mL，泡 40 分钟以上（泡透），大火煮开，小火再煮 40 分钟，去渣，余下 600mL，分三次一天热服。

禁忌：牛奶、酸奶、饮料、绿豆、绿豆芽、辛辣、生冷、寒凉、猪肉等制品。

复诊：2020 年 7 月 22 日，自述 4 月份来此服药后，大便畅行，大腹亦平，现大便 1 ～ 2 日一行，腹又略显大如孕，经量亦少。

查：舌淡红、苔薄白，脉弦浮，指凉。

方剂：续上方 10 剂。

按：我们也常常谈到，若是轻症，病好了，自然不建议再服药了。用药一是浪费资源，二则用药也要随证治之。但是对于重症，或是中老年患者，如若身体出现问题，在临床症状好了之后，也建议继续再调理一段时间，从而把体质恢复到正常的状态，以免再次发病。

就如同水结冰一样，0℃度以下结冰，0℃以上就不结冰。如果我们的身体与水类比的话，0℃以上自然是查无冰块。可是，我们有没有想到，如果总在 0℃偏上一点徘徊，稍有不慎又会结冰。所以，我们尽可能地帮助患者，让他们回归到正常的“水温”上来。这当然也是为什么很多人在医院仪器检查的显示结果上并无器质性病变，可是仍然觉得浑身不舒服的原因，就像水温在 0℃偏上一点维持一样。

第 59 案　她的肺腺癌变小了

患者：谢某。

性别：女。

年龄：67 岁。

初诊：2021 年 9 月 6 日。

现病史：左肺腺癌化疗后，纳差不能吃，乏力，略咳，大便不畅、数日一行。

查：舌质暗、苔滑腻，脉左关弦。

方剂：柴胡（125g）桂枝汤加厚朴 30g、杏仁 20g、仙鹤草 60g、制附片 30g（半夏 120g 方）。

剂量：14 剂。

方组：制附片 30g（捣），柴胡 125g，半夏 120g，黄芩 45g，党参 45g，炙甘草 45g，桂枝 45g，赤芍 45g，厚朴 30g，杏仁 20g，仙鹤草 60g，生姜 45g（切），大枣 12 枚（掰）。

煎服方法：加冷水 3500mL，泡 40 分钟以上（泡透），大火煮开，小火再煮 40 分钟，余下 1200mL，去渣，余下药液再煮 40 分钟，余下 600mL，分三次一天热服。

禁忌：牛奶、酸奶、饮料、绿豆、绿豆芽、辛辣、生冷、寒凉、猪肉等制品。

复诊：2021 年 9 月 20 日，续方 14 剂。

复诊：2021 年 10 月 25 日，纳增，乏力减，偶咳，眠可，大便 1～2 日一行、干，自述肺部肿瘤原来如枣大，现复查显示小如楝子了。

查：舌淡红、苔薄白，脉弦。

方剂：柴胡（125g）桂枝汤加制附片 30g、厚朴 30g、杏仁 20g、败酱草 120g（半夏 120g 方）。

剂量：14 剂。

方组：制附片 30g（捣），柴胡 125g，半夏 120g，黄芩 45g，党参 45g，炙甘草 45g，桂枝 45g，赤芍 45g，厚朴 30g，杏仁 20g，败酱草 120g，生姜 45g（切），大枣 12 枚（掰）。

煎服方法：加冷水 3500mL，泡 40 分钟以上（泡透），大火煮开，小火再煮 40 分钟，余下 1200mL，去渣，余下药液再煮 40 分钟，余下 600mL，分三次一天热服。

禁忌：牛奶、酸奶、饮料、绿豆、绿豆芽、辛辣、生冷、寒凉、猪肉等制品。

按：放化疗后，如果是寒湿型体质，胃口差，重者不想吃饭，当然要考虑理中丸（汤）温之，宜桂枝人参汤。但此症大便不畅、数日一行，故而应从枢机不利的角度思考，同时又兼乏力、咳嗽，“外证未去”是也。

故放化疗后胃口的问题此方向也不可忽视，当然，厥阴病的方向亦不可忽视。

第60案　肺癌患者咳痰带血，3剂血止

患者：曾某。

性别：男。

年龄：69岁。

初诊：2021年8月23日。

现病史：左肺上叶恶性占位，其内肺动脉分支及肺静脉受侵，周围胸膜受侵伴局限性积液，纵隔多发淋巴结肿大，两肺轻度肺气肿，身困，项背困，咳痰带血月余，眠纳可，二便可，劳作汗出。

查：舌淡红、苔厚腻，脉双关弦浮。

方剂：柴胡（125g）桂枝汤加厚朴30g、杏仁20g、仙鹤草120g。

剂量：3剂。

方组：柴胡125g，制半夏60g，黄芩45g，党参45g，炙甘草45g，桂枝45g，赤芍45g，厚朴30g，杏仁20g，仙鹤草120g，生姜45g（切），大枣12枚（掰）。

煎服方法：加冷水3500mL，泡40分钟以上（泡透），大火煮开，小火再煮40分钟，余下1200mL，去渣，余下药液再煮40分钟，余下600mL，分三次一天热服。

禁忌：牛奶、酸奶、饮料、绿豆、绿豆芽、辛辣、生冷、寒凉、猪肉等制品。

复诊：2021年8月27日，痰出畅了，不带血了，项背困略减，眠纳可，二便可。

查：舌脉同前。

方剂：续方4剂。

按：提起“肺癌”便已让人闻风丧胆了，又加咳血月余，那真的是

雪上加霜呀！此种情况，如果医生不能帮助患者摆脱痛苦，那患者只能在痛苦中煎熬了。我们的目标始终是：减轻痛苦、改善症状、延长存活，最好的是临床治愈，从而让患者有质量、有尊严地活着。你看，用上本方之后，患者痰出畅了、不带血了、项背痛减。至少说明我们帮助患者改善了症状，减轻了心理压力。

第61案　食管癌患者吞咽顺畅了

患者：石某。

性别：男。

年龄：67岁。

初诊：2020年11月3日。

现病史：食管癌4个月，化疗1个疗程后。食管下段低分化鳞癌，侵及贲门、腹腔及腹膜后淋巴结转移，纵隔多发稍增大淋巴结。高血压，脑梗死后遗症，2012年脑梗后语略謇，（左手多年前被虫叮后致肌萎缩），冠心病。不能吃硬，易打嗝，半流食，大便数日一行，小便不畅，插尿管，眠可。

查：舌淡红，苔光剥、苔水滑，脉双关弦浮，指凉。

方剂：柴胡（125g）桂枝汤加厚朴30g、杏仁20g、仙鹤草60g、制附片30g。

剂量：2剂。

方组：制附片30g（捣），柴胡125g，制半夏60g，黄芩45g，党参45g，炙甘草45g，桂枝45g，赤芍45g，厚朴30g，杏仁20g，仙鹤草60g，生姜45g（切），大枣12枚（掰）。

煎服方法：加冷水3500mL，泡40分钟以上（泡透），大火煮开，小火再煮40分钟，余下1200mL，去渣，余下药液再煮40分钟，余下600mL，分三次一天热服。

禁忌：牛奶、酸奶、饮料、绿豆、绿豆芽、辛辣、生冷、寒凉、猪肉

等制品。

复诊：2020 年 11 月 5 日，大便日一行，纳顺畅了，馒头不用泡也能咽了，身力增，仍咳。

查：舌淡红、苔薄白，脉弦浮。

方剂：柴胡（125g）桂枝汤加厚朴 30g、杏仁 20g、仙鹤草 120g、制附片 30g。

剂量：28 剂。

方组：制附片 30g（捣），柴胡 125g，制半夏 60g，黄芩 45g，党参 45g，炙甘草 45g，桂枝 45g，赤芍 45g，厚朴 30g，杏仁 20g，仙鹤草 120g，生姜 45g（切），大枣 12 枚（掰）。

煎服方法：加冷水 3500mL，泡 40 分钟以上（泡透），大火煮开，小火再煮 40 分钟，余下 1200mL，去渣，余下药液再煮 40 分钟，余下 600mL，分三次一天热服。

禁忌：牛奶、酸奶、饮料、绿豆、绿豆芽、辛辣、生冷、寒凉、猪肉等制品。

按：肿瘤多发转移，并伴高血压、脑梗死、冠心病等。加吞咽障碍，病情危重。二便不畅，更增困难。常言道：吃得下、睡得着、拉得出，谓之“三好”。今患者纳、排均难，说明命悬一线，千钧一发矣。然脉证合参，直取经方原量方，推陈致新，重建健康，而纳好便通，应手取效矣。

医圣仲景之孜孜教诲，岂非无用之功？我等后学，参之用之，挽急救危，屡见神奇。

第 62 案　由漯河回来求诊的食管癌患者

患者：胡某。

性别：男。

年龄：82 岁。

初诊：2020 年 11 月 9 日。

现病史：自述专程从漯河回来求诊。贲门癌，纳差，吞咽后食物如在食道搁着，眠可，大便两日一行。

查：舌淡红、苔厚腻，脉弦浮，指凉。

方剂：柴胡（125g）桂枝汤加厚朴 30g、杏仁 20g、仙鹤草 60g、制附片 30g。

剂量：3 剂。

方组：制附片 30g（捣），柴胡 125g，制半夏 60g，黄芩 45g，党参 45g，炙甘草 45g，桂枝 45g，赤芍 45g，厚朴 30g，杏仁 20g，仙鹤草 60g，生姜 45g（切），大枣 12 枚（掰）。

煎服方法：加冷水 3500mL，泡 40 分钟以上（泡透），大火煮开，小火再煮 40 分钟，余下 1200mL，去渣，余下药液再煮 40 分钟，余下 600mL，分三次一天热服。

禁忌：牛奶、酸奶、饮料、绿豆、绿豆芽、辛辣、生冷、寒凉、猪肉等制品。

复诊：2020 年 11 月 12 日，纳增，吞咽后胃胀感大减，眠可，大便日一行，仍乏力。

查：舌淡红、苔厚腻，脉弦浮，指凉。

方剂：续方 5 剂。

复诊：2020 年 11 月 19 日，纳比前增，乏力减，精神好，眠好，大便日一行，吃饭仍不太香。

查：舌淡红、苔厚腻，脉弦浮，指凉。

方剂：续方 7 剂。

按：这里依然要再次谈到枢机的问题。你能看到口、眼、咽，看不到食道。可是看不到的枢机并不代表不存在。虽然无明显的表证症状，但脉浮就告诉我们“外证未去”。凡事从细微入手，结果也当如同预期。

第 63 案　这个食管癌患者身上有力了

患者： 杨某。

性别： 男。

年龄： 70 岁。

初诊： 2021 年 6 月 18 日。

现病史： 吞咽障碍，面条稀粥能吃，馒头咽不下，近日乏力，嗜睡，不想吃，纳一小碗，大便溏，双胫肿。

查： 舌淡红、苔薄白，脉弦浮。

方剂： 柴胡（125g）桂枝汤加厚朴 30g、杏仁 20g、仙鹤草 120g、制附片 30g（半夏 120g 方）。

剂量： 7 剂。

方组： 制附片 30g（捣），柴胡 125g，半夏 120g，黄芩 45g，党参 45g，炙甘草 45g，桂枝 45g，赤芍 45g，厚朴 30g，杏仁 20g，仙鹤草 120g，生姜 45g（切），大枣 12 枚（掰）。

煎服方法： 加冷水 3500mL，泡 40 分钟以上（泡透），大火煮开，小火再煮 40 分钟，余下 1200mL，去渣，余下药液再煮 40 分钟，余下 600mL，分三次一天热服。

禁忌： 牛奶、酸奶、饮料、绿豆、绿豆芽、辛辣、生冷、寒凉、猪肉等制品。

复诊： 2021 年 6 月 30 日，纳能吃一碗了，乏力减，胫不肿了，脚不胀了，大便 1 ～ 2 日一行。原来手无力，凳子拿不动，现在能拿着凳子外出转转了。

查： 舌淡红、苔薄白，脉弦浮。

方剂： 续方 7 剂。

按： 提高生存质量，这是肿瘤患者治疗时的重要目标之一。

本例患者精神不振，乏力至严重影响基本生活。然脉证合参，应用柴胡桂枝汤调阴阳、转枢机、和营卫，帮助患者达到纳增、肿消、身力增，改善生活质量，在平淡中创造神奇。

第64案　直肠癌下血的患者好若无病

患者：张某。

性别：男。

年龄：50岁。

初诊：2021年6月30日。

现病史：直肠癌未化疗，大便带血、量少次多，每日6～7次，眠纳可。

查：舌淡红、苔厚腻，脉双关弦浮。

方剂：柴胡（125g）桂枝汤加仙鹤草120g、制附片30g（半夏120g方）。

剂量：3剂。

方组：制附片30g（捣），柴胡125g，半夏120g，黄芩45g，党参45g，炙甘草45g，桂枝45g，赤芍45g，仙鹤草120g，生姜45g（切），大枣12枚（掰）。

煎服方法：加冷水3500mL，泡40分钟以上（泡透），大火煮开，小火再煮40分钟，余下1200mL，去渣，余下药液再煮40分钟，余下600mL，分三次一天热服。

禁忌：牛奶、酸奶、饮料、绿豆、绿豆芽、辛辣、生冷、寒凉、猪肉等制品。

后续方两次。

复诊：2021年10月11日，自述自6月30日开始服药，7剂后大便次数减少，服至第10剂后大便不带血了，心里踏实了。

现眠纳可，身力好，大便日1～2次。自述现一切均好如无病，别人亦觉其如无病之人。

查：舌淡红、苔厚腻，脉双关弦浮。

方剂：续方巩固。

按：一查出癌症，患者瞬间觉得天要塌了，那真是压力山大。此例未经化疗，体质未遭明显的破坏，避免了那种“杀敌一万，自损八千”的消耗，是以正气没有太耗。据其脉证，随证治之，一剂而症减，10 剂后大便血止，再续方巩固。3 个月后，一切均好如无病。切实的疗效再次证明了改善体质为治本之法，是以不治癌而病祛，不落堆砌抗癌药物的俗套也。

第 65 案　直肠癌的疼痛 3 剂愈

患者：赵某。

性别：男。

年龄：60 岁。

初诊：2020 年 5 月 5 日。

现病史：直肠癌化疗中，大便数日未行，腹痛、腹胀，肛门痛，乏力。

查：舌淡红、苔薄白，脉弦浮，指凉。

方剂：柴胡（125g）桂枝汤加仙鹤草 60g、制附片 30g。

剂量：3 剂。

方组：制附片 30g（捣），柴胡 125g，制半夏 60g，黄芩 45g，党参 45g，炙甘草 45g，桂枝 45g，赤芍 45g，仙鹤草 60g，生姜 45g（切），大枣 12 枚（掰）。

煎服方法：加冷水 3500mL，泡 40 分钟以上（泡透），大火煮开，小火再煮 40 分钟，余下 1200mL，去渣，余下药液再煮 40 分钟，余下 600mL，分三次一天热服。

禁忌：牛奶、酸奶、饮料、绿豆、绿豆芽、辛辣、生冷、寒凉、猪肉等制品。

复诊：2020 年 5 月 22 日，服 3 剂药后，肛门不痛了，腹不痛、不胀了。

按：对肿瘤患者来说，伴生的疼痛是最主要的痛苦之一。而减轻痛苦，改善症状是最基本的目标。提高生存质量，有尊严地活着，这也是很多患者所期望的。在这个基础上，我们帮助患者延长存活时间，乃至于使其带癌生存，或达到临床治愈。

在这样的目标下，根据患者的体质基础，随证遣方。有的患者虽然初始体质基础太虚，然而通过努力后，有部分患者到临终都没有疼痛，这也给了患者最实在的帮助。

本例患者，腹痛、腹胀、肛门痛，大便数日未行，生存的痛苦可谓重矣！然据脉证，3剂药入口，诸痛均解，亦可欣慰而云。

第66案　十几年的强直性脊柱炎原来也是感冒后遗症

患者：周某。

性别：男。

年龄：39岁。

初诊：2020年5月21日。

现病史：强直性脊柱炎十几年，近数月腿痛，背强痛加重，行走困难，眠约5个小时，二便可。

查：舌淡红、舌尖红点，苔厚腻，脉弦浮，指烫。

方剂：柴胡桂枝汤加制附片30g、仙鹤草60g。

剂量：28剂。

方组：制附片30g（捣），柴胡60g，制半夏20g，黄芩20g，党参20g，炙甘草20g，桂枝20g，赤芍20g，仙鹤草60g，生姜20g（切），大枣6枚（掰）。

煎服方法：加冷水2000mL，泡40分钟以上（泡透），大火煮开，小火再煮40分钟，去渣，余下600mL，分三次一天热服。

禁忌：牛奶、酸奶、饮料、绿豆、绿豆芽、辛辣、生冷、寒凉、猪肉

等制品。

复诊：2020年6月23日，背强痛近平，腿不痛了、能走了，大便日3～4次，眠5个小时，汗不多。

查：舌淡红、舌尖红点，苔略腻，脉弦浮，指烫。

方剂：柴胡桂枝汤加制附片30g、葛根120g。

剂量：28剂。

方组：制附片30g（捣），柴胡60g，制半夏20g，黄芩20g，党参20g，炙甘草20g，桂枝20g，赤芍20g，葛根120g，生姜20g（切），大枣6枚（掰）。

煎服方法：加冷水2000mL，泡40分钟以上（泡透），大火煮开，小火再煮40分钟，去渣，余下600mL，分三次一天热服。

禁忌：牛奶、酸奶、饮料、绿豆、绿豆芽、辛辣、生冷、寒凉、猪肉等制品。

按：强直性脊柱炎，致残率极高。严重者身体佝偻，行走困难，或致全身筋缩，动弹不得。

然本病始发，多因感寒而起。寒气留滞不去，肌筋逐渐挛缩，遂成残废。

临证若单着眼于止痛，则愈病遥遥无期，即令缓解亦成奢望。

笔者遇此病患，均径辨脉证，据证遣方。伴外感时，径以解表；病久或入少阳，则柴桂汤证殊为多见；表解而症缓者，再据证调方，如柴胡肉桂干姜汤、柴龙汤等均为多见之证。偶有大青龙汤证者，适症应用，亦效如桴鼓。

此类疾病如若迁延至关节融合，再想恢复如常恐为难矣。但经方之用至少可以做到改善症状、减轻痛苦、控制发展。若先期就以《伤寒》思维诊治，则病必不存。诚如保定元气针灸创始人刘长青先生“元通月窟”针法之用，一是解表里之寒，二是培补周身元气，对强直性脊柱炎的治疗效果极佳，此针法之用与柴胡桂枝汤之用无二也。

第 67 案　双足拇指关节痛风的患者

患者：兰某。

性别：男。

年龄：51 岁。

初诊：2020 年 7 月 6 日。

现病史：双足拇指关节痛风 20 天，尿酸高，纳可，眠颠倒，双胫肿，二便可。

查：舌淡红、苔略腻，脉弦浮。

方剂：柴胡（125g）桂枝汤加厚朴 30g、杏仁 20g、制附片 30g。

剂量：7 剂。

方组：制附片 30g（捣），柴胡 125g，制半夏 60g，黄芩 45g，党参 45g，炙甘草 45g，桂枝 45g，赤芍 45g，厚朴 30g，杏仁 20g，生姜 45g（切），大枣 12 枚（掰）。

煎服方法：加冷水 2400mL，泡 40 分钟以上（泡透），大火煮开，小火再煮 40 分钟，余下 1200mL，去渣，余下药液再煮 40 分钟，余下 600mL，分三次一天热服。

禁忌：牛奶、酸奶、饮料、绿豆、绿豆芽、辛辣、生冷、寒凉、猪肉等制品。

复诊：2020 年 7 月 15 日，自述服 3 剂后关节肿痛即减，现已好 70% ～ 80%，纳可，眠好转。

查：舌淡红、苔厚腻，脉弦浮，指烫。

方剂：续方 7 剂。

按：痛风，又称白虎历节，给患者带来的痛苦可想而知。临证治疗中，许多针对痛风病的药物只是缓解症状。而痛风的反复发作又给患者带来更大的痛苦。

当我们舍弃见病治病、见症治症的常规思维，而看一下为什么出现这个“毛病”的时候，发现体质状态是根源。以察脉辨证为基础时，“为寒所伤”的病因就无所遁形了！

本例，诸症均吻合痛风一病，而脉证为典型的太少两感之证。吻合柴胡桂枝汤证，舌苔厚腻为内有积滞，取桂枝加厚朴杏仁汤健脾化积，则标本兼治。而病重如斯，径取原量方，推陈致新，运化复常，白虎历节亦俯首臣伏矣。

有人认为痛风是由于饮食不当，与体内尿酸浓度有关。可是为什么在同样的饮食条件下，不是所有人都有痛风呢？自然是机体新陈代谢出现了问题。一提到代谢，自然与开阖之枢机有关，一进一出，若其枢不利，则进出之机自是不畅，或至无法正常代谢，由此症观之：尿酸高、双胫肿，自是知之。

第 68 案　肺癌骨转移的病灶也缩小了

患者：曹某。

性别：女。

年龄：70 岁。

初诊：2020 年 5 月 6 日。

现病史：右肺癌头部和腰椎骨转移，右髋疼，眼昏，乏力，眠纳可，大便溏。

查：舌淡红、舌尖红点，苔薄白，脉弦浮，指凉。

方剂：柴胡桂枝汤加制附片 30g、仙鹤草 120g。

剂量：7 剂。

方组：制附片 30g（捣），柴胡 60g，制半夏 20g，黄芩 20g，党参 20g，炙甘草 20g，桂枝 20g，赤芍 20g，仙鹤草 120g，生姜 20g（切），大枣 6 枚（掰）。

煎服方法：加冷水 2000mL，泡 40 分钟以上（泡透），大火煮开，小火再煮 40 分钟，去渣，余下 600mL，分三次一天热服。

禁忌：牛奶、酸奶、饮料、绿豆、绿豆芽、辛辣、生冷、寒凉、猪肉等制品。

复诊：2020年5月27日，眠纳可，二便可，化疗后眼昏，乏力。

查：舌淡红、舌尖红点，苔厚腻，脉弦浮数，指凉。

方剂：柴胡桂枝汤加制附片30g、仙鹤草60g、薏苡仁120g。

剂量：14剂。

方组：制附片30g（捣），柴胡60g，制半夏20g，黄芩20g，党参20g，炙甘草20g，桂枝20g，赤芍20g，仙鹤草60g，薏苡仁120g，生姜20g（切），大枣6枚（掰）。

煎服方法：加冷水2000mL，泡40分钟以上（泡透），大火煮开，小火再煮40分钟，去渣，余下600mL，分三次一天热服。

禁忌：牛奶、酸奶、饮料、绿豆、绿豆芽、辛辣、生冷、寒凉、猪肉等制品。

复诊：2020年6月19日，眠可，纳一般，大便日一行，乏力，复查显示骨转移病灶比前缩小。

查：舌淡红、苔厚腻，脉略浮。

方剂：续上方28剂。

复诊：2020年7月23日，复查显示肿瘤转移灶比前明显缩小，眼睑比前红活了，身力可，每天跳广场舞1个小时。

查：舌淡红、舌尖瘀点，舌边略腻苔，脉右寸略浮。

方剂：续方28剂。

按：扁鹊见蔡桓公，立有间，扁鹊曰："君有疾在腠理，不治将恐深。"桓侯曰："寡人无疾。"扁鹊出，桓侯曰："医之好治不病以为功！"

居十日，扁鹊复见，曰："君之病在肌肤，不治将益深。"桓侯不应。扁鹊出，桓侯又不悦。

居十日，扁鹊复见，曰："君之病在肠胃，不治将益深。"桓侯又不应。扁鹊出，桓侯又不悦。

居十日，扁鹊望桓侯而还走。桓侯故使人问之，扁鹊曰："疾在腠理，汤熨之所及也；在肌肤，针石之所及也；在肠胃，火齐之所及也；在骨髓，司命之所属，无奈何也。今在骨髓，臣是以无请也。”

居五日，桓侯体痛，使人索扁鹊，已逃秦矣。桓侯遂死。

当今之社会，“蔡桓公”者实为多矣。此症虽是右肺癌头部和腰椎骨转移，但脉弦浮数，历经化疗依然底子尚好，实不至于不治。患者右髋疼、眼昏、乏力、大便溏，有支节烦疼，有目眩，有寒伤，有枢机不利，可治。

第69案　咳喘的87岁老人

患者：乔某。

性别：女。

年龄：87岁。

初诊：2021年1月29日。

现病史：咳喘7天，失眠，纳可，大便不干。

查：舌淡红、苔滑腻，脉弦浮。

方剂：柴胡（125g）桂枝汤加厚朴30g、杏仁20g。

剂量：3剂。

方组：柴胡125g，制半夏60g，黄芩45g，党参45g，炙甘草45g，桂枝45g，赤芍45g，厚朴30g，杏仁20g，生姜45g（切），大枣12枚（掰）。

煎服方法：加冷水2400mL，泡40分钟以上（泡透），大火煮开，小火再煮40分钟，余下1200mL，去渣，余下药液再煮40分钟，余下600mL，分三次一天热服。

禁忌：牛奶、酸奶、饮料、绿豆、绿豆芽、辛辣、生冷、寒凉、猪肉等制品。

复诊：2021年2月1日，不喘了，咳有痰，眠好，纳可，大便日2次。

查：舌略暗、苔厚腻，脉弦浮。

方剂：续方 3 剂。

按：常言道：内科不治喘，况耄耋老人乎！然脉证合参，有是证则用是方，亦何难哉？

第 70 案　千年经方对老外也效若桴鼓

患者：某英国人。

性别：男。

年龄：81 岁。

初诊：2020 年 8 月 21 日。

现病史：中医科的门诊来了一位坐着轮椅的高鼻子、蓝眼睛、白皮肤的老人，随行翻译介绍，他是英国人，大学教授。哮喘病史几十年，春节后开始双腿无力，走路身体易前倾而不安，易恶心，纳可，精神不振而嗜睡，大便干，3 日一行，不畅。

查：舌淡红、苔薄腻，脉弦浮，指凉。

方剂：柴胡桂枝汤加制附片 30g、仙鹤草 60g、厚朴 30g、杏仁 20g。

剂量：14 剂。

方组：制附片 30g（捣），柴胡 60g，制半夏 20g，黄芩 20g，党参 20g，炙甘草 20g，桂枝 20g，赤芍 20g，仙鹤草 60g，厚朴 30g，杏仁 20g，生姜 20g（切），大枣 6 枚（掰）。

煎服方法：加冷水 2000mL，泡 40 分钟以上（泡透），大火煮开，小火再煮 40 分钟，去渣，余下 600mL，分三次一天热服。

禁忌：牛奶、酸奶、饮料、绿豆、绿豆芽、辛辣、生冷、寒凉、猪肉等制品。

复诊：2020 年 9 月 4 日，哮喘大减，不坐轮椅了，拄拐而来，嗜睡已减，纳可，大便日一行、仍干，原走路身体易前倾，现好多了，仍易恶心。

查：舌淡红、苔偏薄，脉弦浮，指烫。

方剂： 柴胡（125g）桂枝汤加附片 30g、仙鹤草 60g、厚朴 30g、杏仁 20g。

剂量： 21 剂。

方组： 制附片 30g（捣），柴胡 125g，制半夏 60g，黄芩 45g，党参 45g，炙甘草 45g，桂枝 45g，赤芍 45g，厚朴 30g，杏仁 20g，仙鹤草 60g，生姜 45g（切），大枣 12 枚（掰）。

煎服方法： 加冷水 3500mL，泡 40 分钟以上（泡透），大火煮开，小火再煮 40 分钟，余下 1200mL，去渣，余下药液再煮 40 分钟，余下 600mL，分三次一天热服。

禁忌： 牛奶、酸奶、饮料、绿豆、绿豆芽、辛辣、生冷、寒凉、猪肉等制品。

患者诊断完，自己拄杖步出诊室，一跟诊的师友走到门外看了一下，进来笑着说：老师呀，那个外国人走出去后，就把手杖夹到腋下了，不拄拐杖走得也挺好了。

按： 古人云：古方今病不相能也。然观其脉证，知犯何逆，随证治之，不唯今病能治，连大鼻子的外国人亦效若桴鼓。

噫！古方今病不相能也？何不为自我想象哉！

有一师友，从学于笔者，后远赴坦桑尼亚行医。当地疟疾频发，师友应用柴胡桂枝干姜汤获效无数。包括葛根汤、柴胡桂枝汤在辨证论治的基础上，对于疼痛疾患亦屡见奇效。

想起一句话：不参与其中，您永远不知道错过了什么！

第 71 案　他的血小板低也治好了

患者： 王某。

性别： 男。

年龄： 81 岁。

初诊： 2020 年 7 月 24 日。

现病史：血小板低，最近检查数值只有 26×10^9/L，纳略差。

查：舌淡红、苔厚腻，脉弦浮。

方剂：柴胡（125g）桂枝汤加仙鹤草 120g、制附片 30g。

剂量：7 剂。

方组：制附片 30g（捣），柴胡 125g，制半夏 60g，黄芩 45g，党参 45g，炙甘草 45g，桂枝 45g，赤芍 45g，仙鹤草 120g，生姜 45g（切），大枣 12 枚（掰）。

煎服方法：加冷水 3500mL，泡 40 分钟以上（泡透），大火煮开，小火再煮 40 分钟，余下 1200mL，去渣，余下药液再煮 40 分钟，余下 600mL，分三次一天热服。

禁忌：牛奶、酸奶、饮料、绿豆、绿豆芽、辛辣、生冷、寒凉、猪肉等制品。

复诊：2020 年 8 月 11 日，昨日腹泻，现乏力，纳一般。

查：舌淡红、苔厚腻，脉弦浮。

方剂：续方 7 剂。

复诊：2020 年 8 月 19 日，复查显示血小板数值 133×10^9/L，纳一碗，吃稀不吃稠。

查：舌淡红、苔厚腻，脉弦浮。

方剂：续方 7 剂。

按：宋朝大诗人苏轼《琴诗》云：若言琴上有琴声，放在匣中何不鸣？若言声在指头上，何不于君指上听？

血小板低者，固然难病也。病因纷繁复杂，临证颇难措手，然若径辨患者的体质状态，脉证合参，直调体质，常有桴鼓之效。若只盯症状，即令检查明确，于临证有何补哉？

有本方证，则本方可调人，可治病，可治症。其理一也，其取效也，应机而发，如是而已。

第 72 案　什么？过敏体质能改变？

患者：王某。

性别：女。

年龄：32 岁。

初诊：2020 年 7 月 6 日。

现病史：自述易过敏，是过敏体质，大便不畅感。

查：舌淡红、苔厚腻，脉弦浮。

方剂：柴胡桂枝汤加制附片 30g、仙鹤草 60g。

剂量：14 剂。

方组：制附片 30g（捣），柴胡 60g，制半夏 20g，黄芩 20g，党参 20g，炙甘草 20g，桂枝 20g，赤芍 20g，仙鹤草 60g，生姜 20g（切），大枣 6 枚（掰）。

煎服方法：加冷水 2000mL，泡 40 分钟以上（泡透），大火煮开，小火再煮 40 分钟，去渣，余下 600mL，分三次一天热服。

禁忌：牛奶、酸奶、饮料、绿豆、绿豆芽、辛辣、生冷、寒凉、猪肉等制品。

复诊：2020 年 8 月 13 日，不过敏了，原吃蒜亦过敏，现吃一点亦不会过敏了。眠纳可，二便可。

患者很感谢医生的救治！云云。

查：舌淡红、苔厚腻，脉弦浮。

方剂：续方 7 剂。

按：患者自称过敏体质，想是求医无数，也自当是极度受其困扰。网络上说：过敏体质的人，往往是承自父母亲，另一方面与饮食不当、压力过重导致抵抗力变差、免疫功能不足有关。一般是将容易发生过敏反应和过敏性疾病而又找不到发病原因的人的体质，称为“过敏体质”。具有“过敏体质”的人可发生各种不同的过敏反应及过敏性疾病，如有的患湿疹、荨麻疹，有的患过敏性哮喘，有的对各种食物过敏，有的则对某些药物特别敏感，可发生药物性皮炎，甚至剥脱性皮炎。

中医可不这样认为，中医认为是身体原有的有序化紊乱了而已。我们观其脉证，知犯何逆，随证治之。

第73案　对酒精过敏？吃辣椒过敏？非也！

患者：王某。

性别：男。

年龄：40岁。

初诊：2018年1月30日。

现病史：其妻代述，患者平素吃辣椒、饮酒均无碍，周余前与幼子开燃气炉洗澡，不意致一氧化碳中毒晕厥，紧急被“120”拉去县医院急诊抢救，出院后再饮酒即过敏，吃辣椒亦过敏，甚为烦恼，余无明显异常。患者素来体壮，劳作不辍。

脉之：浮弦有力。

方剂：柴胡桂枝汤加制附片15g。

剂量：3剂。

方组：制附片15g（捣），柴胡60g，制半夏20g，黄芩20g，党参20g，炙甘草20g，桂枝20g，赤芍20g，生姜20g（切），大枣6枚（掰）。

煎服方法：加冷水1400mL，泡40分钟以上（泡透），大火煮开，小火再煮40分钟，去渣，余下600mL，分三次一天热服。

禁忌：牛奶、酸奶、饮料、绿豆、绿豆芽、辛辣、生冷、寒凉、猪肉等制品。

嘱：午后发微汗，以助药力。

随访：服后发汗，诸症均消，再饮酒或吃辣椒亦不过敏矣。

按：本例若拘于过敏症状，或常规用抗过敏药，则治愈将遥遥无期矣。

真的是过敏吗？

仿佛是，至少表面是，或者说表现症状是。

然而，当我们用医圣的理论来指导，观其脉证时，虚象退去，病因显现：为寒所伤矣！既知所犯何逆，那么，随证治之，所谓的“过敏”，涣然冰释矣。

突然想到，若遇阴雨天气，或因天气潮湿时节，家中被褥随之有潮湿之感。休息时覆此被褥自觉周身不适，更有甚者或至皮肤痒疹。若被褥在阳光下晾晒，再用时，周身舒适，何也？盖因潮湿之气混于被褥之中而致不通透，与皮肤接触又觉异样感所致。

如果，把潮湿的被褥比作受寒的皮肤，此“过敏”之理岂不自见？选用柴胡桂枝汤解之，自是离照当空，阴霾自散矣！

当然，此症何以受寒？若晕厥，若醉酒，若常年为风度不为温度者，皆易被寒所伤。反观过敏之诸多患者，多不出此范畴也。此例病患，在洗澡时一氧化碳中毒晕厥，情急之下必是未能及时保暖，故而至此。诊其脉弦浮有力，所属无疑也！

第 74 案　汗出则身痒，病了十几年也能治

患者：丁某。

性别：男。

年龄：63 岁。

初诊：2018 年 2 月 6 日。

现病史：汗出则身痒已十几年，每汗出前后心觉扎痒感，沐浴后可安。

查：舌淡红、苔略腻，脉浮数。

方剂：柴胡桂枝汤加制附片 15g。

剂量：7 剂。

方组：制附片 15g（捣），柴胡 60g，制半夏 20g，黄芩 20g，党参

20g，炙甘草 20g，桂枝 20g，赤芍 20g，生姜 20g（切），大枣 6 枚（掰）。

煎服方法：加冷水 1400mL，泡 40 分钟以上（泡透），大火煮开，小火再煮 40 分钟，去渣，余下 600mL，分三次一天热服。

禁忌：牛奶、酸奶、饮料、绿豆、绿豆芽、辛辣、生冷、寒凉、猪肉等制品。

复诊：2018 年 2 月 21 日，原每夜身痒，现大减轻，近 1 周未沐浴亦安。

查：舌淡红、苔白腻，脉浮数。

方剂：续方 7 剂。

按：汗出不彻，表邪未解。

第 75 案　小便白浊伴眼昏的患者

患者：翟某。

性别：男。

年龄：74 岁。

初诊：2018 年 2 月 22 日。

现病史：乏力身困，易生气，小便白浊，大便溏、日 3 次，冠心病，自述小便白浊多则眼昏，出气粗。

查：舌淡红、苔厚腻，脉浮数。

方剂：柴胡桂枝汤加制附片 30g。

剂量：7 剂。

方组：制附片 30g（捣），柴胡 60g，制半夏 20g，黄芩 20g，党参 20g，炙甘草 20g，桂枝 20g，赤芍 20g，生姜 20g（切），大枣 6 枚（掰）。

煎服方法：加冷水 1400mL，泡 40 分钟以上（泡透），大火煮开，小火再煮 40 分钟，去渣，余下 600mL，分三次一天热服。

禁忌：牛奶、酸奶、饮料、绿豆、绿豆芽、辛辣、生冷、寒凉、猪肉等制品。

复诊：2018 年 3 月 1 日，服药后小便白浊好一大半，易生气亦好转，仍出气粗。

查：舌淡红、舌尖略红，苔厚腻，脉浮。

方剂：续方 7 剂。

按：肝开窍于目，肝经绕阴器，肝主情志，信然！

乏力、身困、出气粗，表证之征也。

第 76 案　低热 2 个月为哪般？

患者：陈某。

性别：女。

年龄：40 岁。

初诊：2021 年 8 月 31 日。

现病史：发热两个月，低热 37.5℃，大便次多不畅，胆区不适，自觉胃闷，纳差，眠差，时欲呕，痔疮，精神略差。

查：舌淡红、苔白厚腻，脉弦细、略滑。

方剂：柴胡桂枝汤加制附片 30g、厚朴 30g、杏仁 20g。

剂量：3 剂。

方组：制附片 30g（捣），柴胡 60g，制半夏 20g，黄芩 20g，党参 20g，炙甘草 20g，桂枝 20g，赤芍 20g，厚朴 30g，杏仁 20g，生姜 20g（切），大枣 6 枚（掰）。

煎服方法：加冷水 2000mL，泡 40 分钟以上（泡透），大火煮开，小火再煮 40 分钟，去渣，余下 600mL，分三次一天热服。

禁忌：牛奶、酸奶、饮料、绿豆、绿豆芽、辛辣、生冷、寒凉、猪肉等制品。

复诊：2021 年 9 月 3 日，知饥了，体温降为 36.8℃。大便畅了，脚不痛了，胆区舒了，精神好转，仍眠差，易呕。

查：舌淡红、苔厚腻，脉弦浮。

方剂：续方 4 剂。

按：缘何持续低热 2 个月而不愈？伤寒六七日呀！这个患者看起来基本上是按书上写的来得的。

第 77 案　低热 3 个月 1 剂愈

患者：马某。

性别：男。

年龄：52 岁。

初诊：2020 年 9 月 29 日。

现病史：低热 3 个月未愈，纳差，双股骨下段骨梗死，甲状腺术后 30 年，甲状腺弥漫性损害。

查：舌淡红、苔厚腻，脉浮数，指凉。

方剂：柴胡（125g）桂枝汤加仙鹤草 60g、制附片 30g。

剂量：3 剂。

方组：制附片 30g（捣），柴胡 125g，制半夏 60g，黄芩 45g，党参 45g，炙甘草 45g，桂枝 45g，赤芍 45g，仙鹤草 60g，生姜 45g（切），大枣 12 枚（掰）。

煎服方法：加冷水 3500mL，泡 40 分钟以上（泡透），大火煮开，小火再煮 40 分钟，余下 1200mL，去渣，余下药液再煮 40 分钟，余下 600mL，分三次一天热服。

禁忌：牛奶、酸奶、饮料、绿豆、绿豆芽、辛辣、生冷、寒凉、猪肉等制品。

复诊：2020 年 10 月 2 日，自述服 1 剂后，低热即愈。

查：舌淡红、苔厚腻，脉弦浮不数了，指凉。

方剂：续方 3 剂。

按：患者 30 年前即做了甲状腺手术，甲状腺是干什么的？甲状腺控制使用能量的速度、制造蛋白质、调节身体对其他荷尔蒙的敏感性。甲状腺依靠制造甲状腺素来调整这些反应，有三碘甲腺原氨酸（T_3）和thyroxine，也可称为四碘甲腺原氨酸（T_4）。这两者调控代谢、生长速率还有调节其他的身体系统。T_3和T_4由碘和酪胺酸合成。甲状腺也生产降钙素（calcitonin），调节体内钙的平衡。

这也难怪此患者双股骨下段骨梗死了。

且不说过往已经造成的慢性伤害了，现证为低热3个月未愈，纳差，脉弦浮。简单的信息就直接告诉我们方向在哪里了。

第78案　内有积滞的低热患者

患者：卜某。

性别：女。

年龄：32岁。

初诊：2021年4月2日。

现病史：低热两个月，小腹痛，打嗝儿，胃胀。

查：舌淡红、苔厚腻，脉略弦。

方剂：柴胡（125g）桂枝汤加厚朴30g、杏仁20g。

剂量：7剂。

方组：柴胡125g，制半夏60g，黄芩45g，党参45g，炙甘草45g，桂枝45g，赤芍45g，厚朴30g，杏仁20g，生姜45g（切），大枣12枚（掰）。

煎服方法：加冷水2400mL，泡40分钟以上（泡透），大火煮开，小火再煮40分钟，余下1200mL，去渣，余下药液再煮40分钟，余下600mL，分三次一天热服。

禁忌：牛奶、酸奶、饮料、绿豆、绿豆芽、辛辣、生冷、寒凉、猪肉等制品。

复诊：2021年4月9日，低热已愈。夜眠手心热，足心热。

查：舌淡红、苔薄白，脉弦细。

方剂：柴胡肉桂干姜汤。

剂量： 7 剂。

方组： 柴胡 125g，炙甘草 30g，生牡蛎 30g，干姜 30g，生黄芩 45g，肉桂 45g，天花粉 60g。

煎服方法： 加冷水 2400mL，泡 40 分钟以上（泡透），大火煮开，小火再煮 40 分钟，余下 1200mL，去渣，余下药液再煮 40 分钟，余下 600mL，分三次一天热服。

禁忌： 牛奶、酸奶、饮料、绿豆、绿豆芽、辛辣、生冷、寒凉、猪肉等制品。

按： 低热久久不退，临证时见，病因繁多。

本例低热的伴见症状：胃胀，打嗝儿，兼有舌苔厚腻，小腹痛，则食积为患明矣。

以脉弦为参。用柴胡桂枝汤加厚朴、杏仁调枢，健脾化积，积滞去、脾胃健，则病因消除，病症自祛矣。

邪实已去，舌苔转薄，脉弦而细。患者脾胃素虚的体质基础就表现出来了，在此，夜眠手心热、足心热，为虚热之证。仲师云：随证治之。遂更方柴胡肉桂干姜汤。

第 79 案　不能吃调料的患者

患者： 郭某。

性别： 女。

年龄： 55 岁。

初诊： 2020 年 12 月 28 日。

现病史： 乏力，咽部不适，偶头晕，大便 2 ～ 3 日一行、干，纳可。

查： 舌淡红、苔厚腻，脉双寸低、双关尺弦浮，指凉。

方剂： 柴胡桂枝汤。

剂量： 14 剂。

方组： 柴胡 60g，制半夏 20g，黄芩 20g，党参 20g，炙甘草 20g，桂

枝 20g，赤芍 20g，生姜 20g（切），大枣 6 枚（掰）。

煎服方法：加冷水 1400mL，泡 40 分钟以上（泡透），大火煮开，小火再煮 40 分钟，去渣，余下 600mL，分三次一天热服。

禁忌：牛奶、酸奶、饮料、绿豆、绿豆芽、辛辣、生冷、寒凉、猪肉等制品。

复诊：2021 年 1 月 15 日，自述乏力减，头晕减，咽炎大好转，原来咽部热感亦大减，大便不干了，原快走胸闷现亦大好转，原口内热如烧着的滋辣感亦减，原来吃调料、辣椒、油炸食物均上火，现好转了。

查：舌淡红、苔略腻，脉关尺弦浮、寸低，手凉。

方剂：续方 14 剂。

按：曾看过一篇文章，一个在美国纽约的华人，在 2021 年 3 月感染新冠病毒后的症状描述：3 月 27 日起，病情出乎意料地加剧，并出现了一系列更为严重的症状——夜里后背当心处剧痛，人根本无法平躺，胸口及两胁肋也疼痛难忍，侧卧也是一种煎熬。乳房胀痛得透不过气来，食欲不振，怕咸，不耐原来摄盐量的十分之一，这个现象一直持续到了病愈后半年。喉咙奇痒难耐，无痰，舌质偏红，苔黄厚腻，浑身乏力，白天犯困，每天昏睡近 20 个小时，血氧含量临近 90%，夜里盗汗严重，通常会汗湿两件内衣。

如此种种，合乎柴胡桂枝汤证。

第 80 案　糖尿病并发全身瘙痒的患者

患者：王某。

性别：女。

初诊：2020 年 10 月 27 日。

现病史：血糖高，身痒，全身遍布抓痕结痂，背后痒至抓烂，自述抓痕结痂处摸着涩涩的，眠略差，小便多，大便可。

查：舌淡红、苔薄白，脉弦浮数，指凉。

方剂：柴胡桂枝汤加制附片 30g、仙鹤草 60g。

剂量：10 剂。

方组：制附片 30g（捣），柴胡 60g，制半夏 20g，黄芩 20g，党参 20g，炙甘草 20g，桂枝 20g，赤芍 20g，仙鹤草 60g，生姜 20g（切），大枣 6 枚（掰）。

煎服方法：加冷水 2000mL，泡 40 分钟以上（泡透），大火煮开，小火再煮 40 分钟，去渣，余下 600mL，分三次一天热服。

禁忌：牛奶、酸奶、饮料、绿豆、绿豆芽、辛辣、生冷、寒凉、猪肉等制品。

复诊：2020 年 11 月 12 日，身痒大减。自述服药腹泻后身痒立减，原背后抓烂结痂发涩的，现光洁了，原来抓烂的，现没有了，眠好转，小便可。

查：舌淡红、苔薄白，脉弦浮，指凉。

方剂：续方 15 剂。

按：糖尿病是由各种致病因子作用于机体而引发的糖、脂肪、蛋白质等一系列代谢紊乱综合征。紊乱为整体状态，血糖高是这个紊乱的果而已。

痒是疼痛的轻度表现。血管瘀滞为糖尿病并发症的中间媒介。所以，血糖控制正常而并发症很严重是很常见的事实。解决紊乱，治人才是解决问题的治本之策。

不看糖，不看痒，看人。

脉证确定，则诸症可调。

否则，无的放矢，什么问题都解决不了，方子就什么都不是。仲圣先师之方，可谓方方皆是神方，方证得当，无往而不胜。糖尿病也不是本方“包治”，前提是吻合本方证。找到根源，明了发病机理，《伤寒杂病论》中自有适用之方。

第 81 案　一身毛病的疑难病患者居然 1 剂而轻？！

患者：李某。

性别：女。

年龄：61 岁。

初诊：2021 年 1 月 28 日。

现病史：面部、腿肿半月，双足脚趾木，脚掌前半木，膀胱不适，小便后腹痛，坐位尿道痛，天热小便浊，活动关节痛，眠多，纳可。

查：舌淡红、边苔厚，脉关弦浮。

方剂：柴胡桂枝汤加仙鹤草 60g。

剂量：21 剂。

方组：柴胡 60g，制半夏 20g，黄芩 20g，党参 20g，炙甘草 20g，桂枝 20g，赤芍 20g，仙鹤草 60g，生姜 20g（切），大枣 6 枚（掰）。

煎服方法：加冷水 2000mL，泡 40 分钟以上（泡透），大火煮开，小火再煮 40 分钟，去渣，余下 600mL，分三次一天热服。

禁忌：牛奶、酸奶、饮料、绿豆、绿豆芽、辛辣、生冷、寒凉、猪肉等制品。

复诊：2021 年 2 月 25 日，自述服 1 剂后腿肿即减，面肿亦减，活动关节不痛了，服药则小便不痛了，现不服药又痛了，易汗，小便浊，白带多。

查：舌淡红、苔略腻，脉关弦浮，指凉。

方剂：柴胡桂枝汤加薏苡仁 120g、制附片 30g。

剂量：28 剂。

方组：制附片 30g（捣），柴胡 60g，制半夏 20g，黄芩 20g，党参 20g，炙甘草 20g，桂枝 20g，赤芍 20g，薏苡仁 120g，生姜 20g（切），大枣 6 枚（掰）。

煎服方法：加冷水 2000mL，泡 40 分钟以上（泡透），大火煮开，小火再煮40分钟，去渣，余下600mL，分三次一天热服。

禁忌：牛奶、酸奶、饮料、绿豆、绿豆芽、辛辣、生冷、寒凉、猪肉等制品。

按：此例若只着眼于症状，则诸症纷纭，颇难措手；然若着眼于患病的人，这些症状或病所依附的体质，则于山重水复之处，柳暗花明，别开生面矣。

以脉、舌、苔、证合参，太少两感而已。

且把人调好。

汤液入口，一剂而大效。

整体大于局部。

层次重于技术。

果真是：一个层次一重天。

第82案　脑梗后不能劳作、躺睡不安亦可愈

患者：陈某。

性别：女。

年龄：56岁。

初诊：2020年10月26日。

现病史：脑梗后，血糖高，乏力，手麻，大便干、数日一行，纳差。

查：舌淡红、苔薄白，脉弦略浮，指凉。

方剂：柴胡桂枝汤加制附片30g。

剂量：10剂。

方组：制附片30g（捣），柴胡60g，制半夏20g，黄芩20g，党参20g，炙甘草20g，桂枝20g，赤芍20g，生姜20g（切），大枣6枚（掰）。

煎服方法：加冷水1400mL，泡40分钟以上（泡透），大火煮开，小火再煮40分钟，去渣，余下600mL，分三次一天热服。

禁忌：牛奶、酸奶、饮料、绿豆、绿豆芽、辛辣、生冷、寒凉、猪肉

等制品。

复诊：2020年11月6日，自述服药后头痛近愈，乏力大减，纳增，想干活了，不觉累了，原来只想躺不想走，躺着也觉得难受，现在睡着舒服了，腿有力了，不发沉了，仍手凉。

查：舌淡红、苔薄白，舌中裂，脉关尺弦滑，右寸滑左寸低。

方剂：柴胡加龙骨牡蛎汤加仙鹤草60g、制附片15g。

剂量：10剂。

方组：制附片15g（捣），柴胡60g，党参20g，茯苓20g，生龙骨20g，生牡蛎20g，肉桂20g，磁石20g，黄芩20g，制半夏60g，生大黄30g，仙鹤草60g，生姜20g（切），大枣6枚（掰）。

煎服方法：加冷水2000mL，泡40分钟以上（泡透），大火煮开，小火再煮40分钟，去渣，余下600mL，分三次一天热服。

禁忌：牛奶、酸奶、饮料、绿豆、绿豆芽、辛辣、生冷、寒凉、猪肉等制品。

按：你看看，一人中风，全家瘫痪。服药后头痛近愈，乏力大减，纳增，想干活了，不觉累了，睡着舒服了，腿有力了，不发沉了，全家欢喜。如果你只是给他舒筋活血，怕是愈病遥遥无期了。在这里，有表先解表，表证既去，则更方调治。

第83案　心脏病也可以这样治

患者：毕某。

性别：男。

年龄：54岁。

初诊：2020年7月10日。

现病史：心脏病，动则气短胸闷，乏力月余，纳差，汗多。

查：舌淡红、苔略腻，脉弦浮略数，指凉。

方剂：柴胡桂枝汤加制附片30g、仙鹤草60g。

剂量：7剂。

方组：制附片30g（捣），柴胡60g，制半夏20g，黄芩20g，党参20g，炙甘草20g，桂枝20g，赤芍20g，仙鹤草60g，生姜20g（切），大枣6枚（掰）。

煎服方法：加冷水2000mL，泡40分钟以上（泡透），大火煮开，小火再煮40分钟，去渣，余下600mL，分三次一天热服。

禁忌：牛奶、酸奶、饮料、绿豆、绿豆芽、辛辣、生冷、寒凉、猪肉等制品。

复诊：2020年7月17日，自述服4剂药后好转，乏力减，纳增，略咳，不觉胸闷了。

查：舌淡红、苔略腻，脉弦浮。

方剂：柴胡桂枝汤加制附片30g、厚朴30g、杏仁20g。

剂量：7剂。

方组：制附片30g（捣），柴胡60g，制半夏20g，黄芩20g，党参20g，炙甘草20g，桂枝20g，赤芍20g，厚朴30g，杏仁20g，生姜20g（切），大枣6枚（掰）。

煎服方法：加冷水2000mL，泡40分钟以上（泡透），大火煮开，小火再煮40分钟，去渣，余下600mL，分三次一天热服。

禁忌：牛奶、酸奶、饮料、绿豆、绿豆芽、辛辣、生冷、寒凉、猪肉等制品。

复诊：2020年8月11日，不咳了，偶气短，现比前大好转。

查：舌淡红、苔略腻，脉弦浮，指凉。

方剂：柴胡桂枝汤加制附片30g、仙鹤草60g。

剂量：10剂。

方组：制附片30g（捣），柴胡60g，制半夏20g，黄芩20g，党参20g，炙甘草20g，桂枝20g，赤芍20g，仙鹤草60g，生姜20g（切），大枣6枚（掰）。

煎服方法：加冷水2000mL，泡40分钟以上（泡透），大火煮开，小火再煮 40 分钟，去渣，余下 600mL，分三次一天热服。

禁忌：牛奶、酸奶、饮料、绿豆、绿豆芽、辛辣、生冷、寒凉、猪肉等制品。

按：汗多，若不依法调治，久则亡津液或致亡阳。现已然出现心脏疾患，然柴胡桂枝汤用上，正气来复，自然是邪不可干。乏力好了，脾胃好了，汗正常了，不觉胸闷了，自然心脏不适的外现性症状也消失了。我们常说：身体是智能的，但凡哪里不舒服，一定是告诉您身体紊乱了，要抓紧时间调理了。

第 84 案　多年不知饭味的痛苦谁来解决?

患者：刘某。

性别：女。

年龄：72 岁。

初诊：2021 年 2 月 22 日。

现病史：乏力，没食欲而强吃，饥时心里难受，胃不适，夜里口干苦，晨 5 点烘汗，二便可。

查：舌质略暗，苔薄白，脉右寸关弦浮。

方剂：柴胡桂枝汤加制附片 30g、仙鹤草 60g。

剂量：3 剂。

方组：制附片 30g（捣），柴胡 60g，制半夏 20g，黄芩 20g，党参 20g，炙甘草 20g，桂枝 20g，赤芍 20g，仙鹤草 60g，生姜 20g（切），大枣 6 枚（掰）。

煎服方法：加冷水 2000mL，泡 40 分钟以上（泡透），大火煮开，小火再煮 40 分钟，去渣，余下 600mL，分三次一天热服。

禁忌：牛奶、酸奶、饮料、绿豆、绿豆芽、辛辣、生冷、寒凉、猪肉等制品。

复诊：2021 年 3 月 1 日，自述知道饭味了，原来多年不知饭味，现吃馍知是馍味了，吃菜知是菜味了，身上不那么困了，晨烘汗大减，夜口干苦。

自述平素易外感。

查：舌质略暗，苔厚腻，脉右寸关弦浮。

方剂：续方 4 剂。

按：民以食为天。美食，更是每个人向往的一种享受，如果食不知味乃至没食欲，则患者的痛苦溢满了每一个日子。

欲不欲在肝，再加之夜里口苦，柴胡证已然。

舌质暗者，病情迁延，气机不畅久矣。

脉弦浮，则直示其病之缘由——“为寒所伤”。

方随证出。

效：馍菜入口，各知其味矣。味同嚼蜡已然成为过去。

噫，久年疾患，“寒伤”而已。

此类患者，如若与他人抑或家属谈及不适，有时会被觉是无病装病，吃饭时觉饭菜无味，但还有饥饿的时候，乏力之症也会让人误会为不想劳作。这种不被他人理解的状态应该是高于疾病本身带来的困扰，晚年享天伦之乐时能遇此方而解其痛苦，想必其乐或大于医者矣。

第 85 案　能听懂鸟语的女孩

患者：柴某。

性别：女。

初诊：2021 年 1 月 28 日。

现病史：精神异常，自述能听懂鸟、狗等鸟兽对她说的话，每经前易外感，自述控制不住喜欢撒娇，容易恶心。

查：舌淡红、苔薄白，脉寸浮尺沉。

方剂：柴胡桂枝汤加龙骨 45g、牡蛎 45g。

剂量：28 剂。

方组：柴胡 60g，制半夏 20g，黄芩 20g，党参 20g，炙甘草 20g，桂枝 20g，赤芍 20g，龙骨 45g，牡蛎 45g，生姜 20g（切），大枣 6 枚（掰）。

煎服方法：加冷水 2000mL，泡 40 分钟以上（泡透），大火煮开，小火再煮 40 分钟，去渣，余下 600mL，分三次一天热服。

禁忌：牛奶、酸奶、饮料、绿豆、绿豆芽、辛辣、生冷、寒凉、猪肉等制品。

复诊：2021 年 2 月 24 日，自述鸟兽与其说话少了，经前易外感。

查：舌淡红、苔薄白，脉略弦。

方剂：续方 28 剂。

按：能听懂鸟兽的话？这可是个"绝活儿"。

很可惜，这个"绝活儿"却给这位女性带来了太多的困惑。

喜欢撒娇？宋代词人李清照在《点绛唇·蹴罢秋千》有云："见客入来，袜刬金钗溜。和羞走，倚门回首，却把青梅嗅。"小姑娘的不胜娇羞跃然纸上。

肝主情志，喜欢撒娇亦为情志外溢；易恶心，为喜呕的表现。每经前易外感，加之肝经绕阴器，此为休作有时之证，则柴胡证隐现矣。

参诸脉象，寸浮尺沉，则有阳气虚浮之象。四诊合参，为太少两感，兼有阳浮，是以柴胡桂枝加龙骨牡蛎汤治之。

效：鸟兽与其说话渐少了。

可惜了一个"绝活儿"。

第 86 案　左肩活动困难 3 年终得愈

患者：鲁某。

性别：女。

年龄：63 岁。

初诊：2020 年 6 月 26 日。

现病史：左肩抬举困难，上抬不起 3 年，加重 3 个月，向后背不过去，纳差，胃不适、胃凉，喜用手捂着心口，大便 7 日一行，下肢浮肿。

查：舌淡红、苔薄白，脉弦浮。

方剂：柴胡桂枝汤加制附片 30g、厚朴 30g、杏仁 20g。

剂量：14 剂。

方组：制附片 30g（捣），柴胡 60g，制半夏 20g，黄芩 20g，党参 20g，炙甘草 20g，桂枝 20g，赤芍 20g，厚朴 30g，杏仁 20g，生姜 20g（切），大枣 6 枚（掰）。

煎服方法：加冷水 2000mL，泡 40 分钟以上（泡透），大火煮开，小火再煮 40 分钟，去渣，余下 600mL，分三次一天热服。

禁忌：牛奶、酸奶、饮料、绿豆、绿豆芽、辛辣、生冷、寒凉、猪肉等制品。

复诊：2020 年 7 月 17 日，左肩能顺利抬举了，能后背了，仍痛。纳增能吃了，原双小腿以下肿，现在不肿了，大便日一行了，右坐骨、膝偶疼，想事多则右头易麻。

查：舌淡红，苔薄白、舌左半苔白滑，脉略弦浮。

方剂：续方 28 剂。

按：这位患者左肩活动障碍已 3 年，穿脱衣服都有困难，日常劳作更是影响巨大。吃不进，拉不出，生活的沉重感扑面而来。

然而细察之下，其胃凉，喜用手捂，怕寒也；纳差、便秘者，脾胃虚弱也，有桂枝加厚朴杏仁汤证；脉有弦象，则兼少阳之证。

脉证合参，取柴桂汤之姊妹方——柴胡桂枝加厚朴杏仁汤。药服二七之数，肺气健、寒邪祛，胃气亦复，是以 3 年之疾，终得渐愈。

第 87 案　后半夜腰疼难忍的老人

患者：杨某。

性别：女。

年龄：79 岁。

初诊：2021年3月24日。

现病史：半夜腰疼，乏力，眠差，纳差，大便可，腰疼，腿疼，牙疼，左肋内隐疼。

查：舌淡红、苔略腻，脉寸关弦浮。

方剂：柴胡桂枝汤加制附片30g、仙鹤草60g。

剂量：6剂。

方组：制附片30g（捣），柴胡60g，制半夏20g，黄芩20g，党参20g，炙甘草20g，桂枝20g，赤芍20g，仙鹤草60g，生姜20g（切），大枣6枚（掰）。

煎服方法：加冷水2000mL，泡40分钟以上（泡透），大火煮开，小火再煮40分钟，去渣，余下600mL，分三次一天热服。

禁忌：牛奶、酸奶、饮料、绿豆、绿豆芽、辛辣、生冷、寒凉、猪肉等制品。

复诊：2021年4月20日，原来每夜12点，腰疼至受不了，现疼痛大减轻，左肋内隐疼减，牙疼亦减，腿疼亦减，走路快则觉上不来气。

查：舌淡红、苔略腻，脉弦浮。

方剂：续方10剂。

按：患者腰疼，大夫头疼。

腰疼的原因可谓多矣！于是，疗法百出，耗日久焉，而疗效往往难以让人满意。许多患者曾述：一治就轻，一停就犯。自嘲说自己“毁大师”，言语中透出更多的是求医路上的辛酸与无奈。

为什么？

临证察脉，发现许多患者缠绵难愈的背后，往往有着“为寒所伤”的病史。而其寒未得及时发越乃至气机不畅。或为寒收引或阳气不达为患，遂致因因不息为患。故局部治疗常有效而无果。

观其脉证，从整体调治，陈寒或新感得祛，则顽疾脱然若失焉。

临证中亦非独本方治疗诸多痛证。有独在表之桂枝汤、葛根汤，有外有表证内有水饮之小青龙汤，有外有表证、内有积滞之桂枝加厚朴杏子汤，亦有如芍药甘草汤、四逆散、真武汤、桂枝人参汤等之用。核心的问题在于知犯何逆，方方皆为君之妙用!

第 88 案　他的甲状腺结节消掉了

患者：张某。

性别：男。

年龄：67 岁。

初诊：2020 年 11 月 9 日。

现病史：甲状腺结节 11.6mm，脑梗病史，高血压，高血糖，天阴则右半身无力，眠纳可，大便干、日一行，小便可。

查：舌淡红、苔厚腻，脉弦浮，指烫。

方剂：柴胡（125g）桂枝汤去大枣加牡蛎 60g、仙鹤草 60g、制附片 30g。

剂量：21 剂。

方组：制附片 30g（捣），柴胡 125g，制半夏 60g，黄芩 45g，党参 45g，炙甘草 45g，桂枝 45g，赤芍 45g，牡蛎 60g，仙鹤草 60g，生姜 45g（切）。

煎服方法：加冷水 3500mL，泡 40 分钟以上（泡透），大火煮开，小火再煮 40 分钟，余下 1200mL，去渣，余下药液再煮 40 分钟，余下 600mL，分三次一天热服。

禁忌：牛奶、酸奶、饮料、绿豆、绿豆芽、辛辣、生冷、寒凉、猪肉等制品。

复诊：2020 年 12 月 31 日，家人代述，复查显示甲状腺结节已消掉，服药后脾气亦好转，大便不干了、通畅了，小便可，眠纳可。

查：舌淡红、中纵裂，苔略腻，脉弦浮。

方剂：续方 28 剂。

按：甲状腺结节病极为常见。许多患者一查出此症，惶惶不可终日，若再听人说可能恶化，更是陷入极度恐惧之中，忙乱无计之时，多选择手术切除，以为一切了之。且慢！当真可以一切了之吗？

曾听一师友言及其家中一亲人，早年间患此病，治疗乏效时选择手术切除，以为可以相安无事，可是期间总是反复感冒，一年未到，又出现心血管堵塞，无奈之下，又选择放置心脏支架。学习了《伤寒杂病论》后深感后悔，医者不明医理乃至家属深受苦痛。现如今，每遇不适，皆用柴胡桂枝汤调理，身体状态良好。同时，若有此类病患，皆从《伤寒》论治，每每取效，试问何也？

2022 年 3 月 25 日上午，一患者来我院中医科求诊，自述甲状腺结节术后复发，二次术后，现在又查出乳腺结节、子宫肌瘤，并且吃不好、睡不香、大便不畅、小便频数、人亦乏力。噫！果真可以一切了之吗？形成此症之病因不除，体质未改善，则复发不过是早晚之事也。

本例患者比较幸运，察机遣方，体质改善，病祛症消，家人皆大欢喜。

第 89 案　夏天膝凉如冰的患者

患者：王某。

性别：女。

年龄：54 岁。

初诊：2021 年 9 月 10 日。

现病史：血糖高，乏力，纳可，夏天仍膝以下凉如冰，暖不热，大便不畅、数日一行。

查：舌淡红，苔薄腻，脉弦浮。

方剂：柴胡桂枝汤加制附片 30g、仙鹤草 60g。

剂量：7 剂。

方组：制附片 30g（捣），柴胡 60g，制半夏 20g，黄芩 20g，党参 20g，炙甘草 20g，桂枝 20g，赤芍 20g，仙鹤草 60g，生姜 20g（切），大

枣6枚（掰）。

煎服方法：加冷水2000mL，泡40分钟以上（泡透），大火煮开，小火再煮40分钟，去渣，余下600mL，分三次一天热服。

禁忌：牛奶、酸奶、饮料、绿豆、绿豆芽、辛辣、生冷、寒凉、猪肉等制品。

复诊：2021年9月18日，膝不凉了，乏力减，口不苦了，大便已畅。

查：舌淡红、苔略腻，脉弦浮。

方剂：续方7剂。

按：虽盛夏之时亦膝凉如冰，得无少阴病耶？

《伤寒论》第281条：**少阴之为病，脉微细，但欲寐也。**

此处伴大便不畅，数日一行，与少阴阳虚之完谷不化，下利清谷迥异。

仲圣先师明示：观其脉、证。

察患者脉弦浮而有力，有力三阳，无力三阴，遂排除少阴阳虚之证。此寒，则为恶寒之表现。寒邪伤人，不唯伤人阳气，更影响人体气机，乃致气机不畅。阳气达不到之处则为寒也。

遂遣方柴胡桂枝汤。

七日，胃气来复，病邪自溃，故诸症均退矣。

《医原·枢机论》有云：窃闻三阴三阳，有枢机焉。枢者，如门户之枢，乃阴阳开阖之转机也。《内经》枢机有二：一曰少阴为枢；一曰少阳为枢。……然则少阴、少阳，非阴阳出入开阖之枢机者哉？若其枢一有不利，则出入之机停；出入机停，则开阖之机废。能开不能阖，则泄泻诸病生；能阖不能开，则噎膈、便闭诸病生。

上述所论，岂不妙哉？枢机之调，岂不要耶？然其枢有不利，亦有半利半不利之状态。何以知有半利半不利之状态耳？若太少两感柴胡桂枝汤之证，表里证同在，其出入之机视为不畅，而未达至出入机停的状态。故此，此类病症患者，多可迁延日久而将就生活。也难怪笔者诊治有低热38年不愈者仍可勉强度日，亦不惊讶于乏力十余年的患者如此多见了。若医者明了个中缘由，则此病无怪也，此症亦可应手而愈也。

有关本方证出现的背景因素，请参考书稿前所列之一二，心中之惑自是明了。

第90案　头晕两年3剂轻

患者：齐某。

性别：女。

年龄：47岁。

初诊：2021年8月25日。

现病史：头晕两年，项强，纳差、不想吃、食入口无味，心悸，大便不畅，血压高，自述脚如踩棉，抱着小孩走路方觉走路稳，见冷风则出荨麻疹。

查：舌淡红、苔厚腻，脉弦、寸浮数。

方剂：柴胡桂枝汤加制附片30g、仙鹤草120g。

剂量：3剂。

方组：制附片30g（捣），柴胡60g，制半夏20g，黄芩20g，党参20g，炙甘草20g，桂枝20g，赤芍20g，仙鹤草120g，生姜20g（切），大枣6枚（掰）。

煎服方法：加冷水2000mL，泡40分钟以上（泡透），大火煮开，小火再煮40分钟，去渣，余下600mL，分三次一天热服。

禁忌：牛奶、酸奶、饮料、绿豆、绿豆芽、辛辣、生冷、寒凉、猪肉等制品。

复诊：2021年8月27日，头晕减，纳增，身痛减，大便畅了。

查：舌淡红、苔略腻，脉弦浮。

方剂：续方7剂。

按：为什么头晕两年而不愈？

没有治本也。

《伤寒论》第1条：**太阳之为病，脉浮，头项强痛而恶寒。**

《伤寒论》第263条：**少阳之为病，口苦、咽干、目眩也。**

很多时候，我们熟视而无睹，走过路过轻轻错过的已然太多。加之患者不想吃、食入口无味，能不能吃在胃，欲不欲吃在肝是也。

《伤寒论》第96条：**伤寒五六日，中风，往来寒热，胸胁苦满，嘿嘿不欲饮食……**

柴胡桂枝汤证跃然纸上。

服3剂而诸症悉减，复何疑哉？

有些人说，中医学起来太难了，没有一个病是按照书本上所写的那样得的。《论语》有言："子曰：不愤不启，不悱不发。举一隅不以三隅反，则不复也。"医者读书、学习、临证，当参书之奥妙，亦当学书中思维，应当有举一反三之能。

如《伤寒论》第146条：**伤寒六七日，发热，微恶寒，支节烦疼，微呕，心下支结，外证未去者，柴胡桂枝汤主之。**其中虽未言及少阳之证，但既为太阳与少阳合病，少阳岂可远哉？此处头晕是否为目眩；纳差，不想吃，食入口无味，心悸，大便不畅是否为枢机不利；项强是否为太阳证之一；见冷风出荨麻疹是否为遇寒发病；血压高是否为旧有宿疾。当此时，既为外证未去，里证同在之方，用之必良。

第91案　痛泻6年一方愈

患者：吴某。

性别：女。

年龄：66岁。

初诊：2021年6月29日。

现病史：大便痛泻6年，稠食入胃则胃痛、胃胀。

查：舌淡红、苔厚腻，脉弦浮。

方剂：柴胡桂枝汤加制附片30g、仙鹤草120g。

剂量：14 剂。

方组：制附片 30g（捣），柴胡 60g，制半夏 20g，黄芩 20g，党参 20g，炙甘草 20g，桂枝 20g，赤芍 20g，仙鹤草 120g，生姜 20g（切），大枣 6 枚（掰）。

煎服方法：加冷水 2000mL，泡 40 分钟以上（泡透），大火煮开，小火再煮 40 分钟，去渣，余下 600mL，分三次一天热服。

禁忌：牛奶、酸奶、饮料、绿豆、绿豆芽、辛辣、生冷、寒凉、猪肉等制品。

复诊：2021 年 6 月 29 日，大便已不痛泻，胃不痛、不胀了。

查：舌淡红、苔厚腻，脉弦浮。

方剂：续方 14 剂。

按：腹泻已然让患者痛苦不堪了，加之腹痛，犹如在伤口上撒了一把盐。6 年的痛泻，患者承受了多少难以言说的苦……

稠食入胃而胃不适，是为喜稀不喜干的表现，乃咽干之延伸也。

胃胀者，心下支结之一症（证）也。

胃痛，为腹痛之一也。

舌苔厚腻，为湿滞之征也。

脉弦浮者，病源于寒伤也。

药尽二七之数，肺气得健，胃气来复，诸症悉愈。

有言：不参与其中，你永远不知道当事人的感受。我们虽然无法去体会患者的身心痛苦，但是医者之本心当是选择最佳的、最快的方式来帮助患者恢复健康。患者腹泻 6 年未愈，也应是求医无数却未得其效。好在此证患者体质基础尚好，虽久久受寒，机体之本能尚可以大便形式排出再受之寒邪。医者之察，自是要看到表象后的诱因，如通过患者反应之饮食、睡眠、大小便、出汗情况、冷热情况等反观其原因，以达适证用方之理。仲圣先师之法有表寒未去之用，有脾胃虚寒之用，有表里不解之用，有上热下寒之用，有代谢失常之用，有寒湿胶结之用等。临床诊治，当脉证合参，用方治疗时自是一箭中的，百病皆消。

第 92 案　一顿见效的心脏病患者

患者：孟某。

性别：女。

年龄：51 岁。

初诊：2021 年 8 月 31 日。

现病史：心悸，动则乏力，胸闷腹胀，大便次多不畅，眠差，眼昏。

查：舌淡红、苔厚腻，脉迟结代。

方剂：柴胡桂枝汤加制附片 30g、仙鹤草 60g。

剂量：3 剂。

方组：制附片 30g（捣），柴胡 60g，制半夏 20g，黄芩 20g，党参 20g，炙甘草 20g，桂枝 20g，赤芍 20g，仙鹤草 60g，生姜 20g（切），大枣 6 枚（掰）。

煎服方法：加冷水 2000mL，泡 40 分钟以上（泡透），大火煮开，小火再煮 40 分钟，去渣，余下 600mL，分三次一天热服。

禁忌：牛奶、酸奶、饮料、绿豆、绿豆芽、辛辣、生冷、寒凉、猪肉等制品。

复诊：2021 年 9 月 3 日，自述药服一顿后，腹胀即愈，胸闷减，现大便已畅，眠可，仍纳差，眼昏。

查：舌淡红、苔白腻，脉迟缓结代。

方剂：续方 4 剂。

按：一提心脏病，仿佛洪水猛兽。病因却少有人关注或深思。

有言云："整体大于局部。"心脏病的诸多症状，其本来就是患者体质状态的部分表现而已。

中医辨证，整体着眼，脉证合参，落脚点在方证。据证遣方，人好了，则诸症自退。是以汤液入喉，竖子无处遁脱矣。

观此患者，尽显枢机不利之证。如心悸、乏力、胸闷、腹胀、大便次多不畅、眠差、眼昏之证者，皆为开阖之枢机不利也。是为《伤寒论》第263条“**少阳之为病，口苦，咽干，目眩也**”之延伸思考耳。此症，便出即解，何也？枢机已畅而机体之大乾坤自然顺畅运转。续服本方乃荣卫自调，运化归序也。

第93案　嗜睡3个月为哪般？

患者：李某。

性别：男。

年龄：56岁。

初诊：2021年6月17日。

现病史：嗜睡3个月，血压高，血糖高，眠纳可，二便可，劳作汗出。

查：舌淡红、苔厚腻，脉弦浮。

方剂：柴胡桂枝汤加制附片30g、仙鹤草120g。

剂量：14剂。

方组：制附片30g（捣），柴胡60g，制半夏20g，黄芩20g，党参20g，炙甘草20g，桂枝20g，赤芍20g，仙鹤草120g，生姜20g（切），大枣6枚（掰）。

煎服方法：加冷水2000mL，泡40分钟以上（泡透），大火煮开，小火再煮40分钟，去渣，余下600mL，分三次一天热服。

禁忌：牛奶、酸奶、饮料、绿豆、绿豆芽、辛辣、生冷、寒凉、猪肉等制品。

复诊：2021年7月14日，不嗜睡了，血糖亦正常了，血压处于临界值，眠纳可，有汗。

查：舌淡红、苔厚腻，脉弦浮。

方剂：续方14剂。

按：嗜睡一证，临证多见。嗜睡日久者更为广见，今日门诊，还有两例男性患者，均长期乏力、嗜睡、精力不振而丧失劳动能力。其中一例因旷日持久而致精神亦已抑郁，导致整个家庭处于崩溃边缘，患者甚至屡欲自杀。两例均以性功能障碍为伴症，殊为可叹。诊脉后，两人均为柴胡桂枝汤方证。万千症状，源于伤寒，千般痛苦，起于外感。迁延为患，乃因未得正治也。

本例嗜睡，汗出，参之脉弦浮，径取柴胡桂枝汤祛其陈感之寒。病因已除，而继发之血压高、血糖高均迎刃而解矣。

是故，何以为中医？中正、中庸、扶正也！把不正常的状态调整到不偏不倚、不左不右的状态耳！是以中医诊治应从根本出发，切不可舍本求末而见症治症，最后如乱麻般越来越乱。当此时，君或有一问，何为从根本出发而诊治？笔者曾把《伤寒论》读为《寒伤论》，是也不是？许多痼疾不去，皆因寒伤而未能及时祛除以致变症多发。一半多因病患觉无大碍不影响表面生活所致，一半也因医者不通伤寒之理而致病之根本不除。

医圣曾言：《伤寒杂病论》合十六卷，虽未能尽愈诸病，庶可以见病知源，若能寻余所集，思过半矣。根本之法尽在其中，笔者二十余年临证皆在论中求之，无论脉、证、治，还是方、药、量，抑或是煎、服、忌，皆遵先师之法。每每疑难尽去时无不感叹：非是此病无解，实因不通伤寒之理也。先师之大论，字字珠玑，反复参研，疑难尽释矣。

曾如：秋季腹泻之五苓散（汤）之治、白血病之柴胡加龙骨牡蛎汤之治、厥阴寒湿之吴茱萸汤之治等均在《伤寒杂病论》中求之。临证中，窥一斑而渐次知全豹，从最初的本方能解决什么问题逐渐到达在方证吻合时可以解决万千问题的状态。多年临证，有此阐述非是要证明什么，实是想通过实践经验告诉大家《伤寒杂病论》究竟是什么面貌，能解决什么样的问题，我们又如何能效法而用。我们也无意于统一思想，只是开拓了一点视野而已。

有关本方证的鉴别点请参考本书前文的论述，也盼诸君在《伤寒论》思想的指导下进一步开拓思维，进而把先贤智慧落地生根，开花结果，造福一方。

第 94 案　做手术的肺癌患者

患者： 刘某。

性别： 男。

年龄： 50 岁。

初诊： 2020 年 4 月 6 日。

现病史： 右下肺癌，左第六肋骨转移，右锁骨上淋巴结肿大，患者惶惶不可终日，因来求诊。

查： 舌淡红、舌尖红点，苔薄腻，脉双关弦浮、寸沉。

方剂： 柴胡（125g）桂枝汤加仙鹤草 120g、制附片 30g（半夏 120g 方）。

剂量： 1 剂。

方组： 制附片 30g（捣），柴胡 125g，半夏 120g，黄芩 45g，党参 45g，炙甘草 45g，桂枝 45g，赤芍 45g，仙鹤草 120g，生姜 45g（切），大枣 12 枚（掰）。

煎服方法： 加冷水 3500mL，泡 40 分钟以上（泡透），大火煮开，小火再煮 40 分钟，余下 1200mL，去渣，余下药液再煮 40 分钟，余下 600mL，分三次一天热服。

禁忌： 牛奶、酸奶、饮料、绿豆、绿豆芽、辛辣、生冷、寒凉、猪肉等制品。

患者住宾馆熬药，续诊 1 周，诸症好转，遂返东北家中续服。服至 2020 年 6 月 12 日，于 6 月 13 日复查显示：病灶比初诊时已消掉大半。

遂于 2020 年 6 月 15 日复诊，特来报喜。

查： 舌脉同上，建议续服。

复诊： 2021 年 4 月 7 日，怕冷，纳差，乏力，大便次多，患者述：自去年来诊后回家续服本方，复查病灶渐减，后来自觉病情已缓解，遂将本方更为半量续服。今年前一段时间，患者觉身体不适，遂又去复查，发现肺上肿瘤有增大表现，心理上紧张加重，信心丧失，遂选择手术切除，今术后 20 余日，症状未减，遂来诊。

查：舌淡红、苔略腻，脉寸关弦浮有力。

方剂：柴胡（125g）桂枝汤加仙鹤草 120g、制附片 30g（半夏 120g、红参方）。

剂量：2 剂。

方组：制附片 30g（捣），柴胡 125g，半夏 120g，黄芩 45g，红参 45g，炙甘草 45g，桂枝 45g，赤芍 45g，仙鹤草 120g，生姜 45g（切），大枣 12 枚（掰）。

煎服方法：加冷水 3500mL，泡 40 分钟以上（泡透），大火煮开，小火再煮 40 分钟，余下 1200mL，去渣，余下药液再煮 40 分钟，余下 600mL，分三次一天热服。

禁忌：牛奶、酸奶、饮料、绿豆、绿豆芽、辛辣、生冷、寒凉、猪肉等制品。

复诊：2021 年 4 月 9 日下午，乏力减，怕冷减，纳好转，大便原次多，现不多了。

乃告知曰：原本无病，寒气侵袭，日积月累，早期失治，遂发于肺而为肺癌，据脉遣方，寒气化去，肿瘤遂日渐缩小。

后又受寒，寒气复聚，肿块增大，亦为体内病情之外现也。再据脉遣方，复将寒气化掉即可。脉亦为兼新感，今来服药两剂，诸症均减，充分证明为此也。

手术既做，消除心理上的恐惧，后面再调体质，防止病邪复聚为要。可也。

君不见：术后复发，多发转移的患者，多矣！

2022 年 2 月 9 日，刘某，女，32 岁，初诊时自述 2017 年乳腺癌手术后，2020 年肝转移，2021 年 12 月 31 日复查脑转移，仍在服靶向药吡咯替尼中。眠差，便溏，口干，乏力，经量少、色淡，纳尚可。舌淡红、舌尖瘀点，脉左关弦细、右寸沉，指下凉感，眼睑色淡，已病入厥阴，体质虚化矣。可叹！乃遣方泽漆汤救命。

此例虽经手术化疗等，然体质未变，终不免于肿瘤转移，且由表入里，日渐加重，殊为可叹。

第95案　脱发的小姑娘

患者：丁某。

性别：女。

年龄：13岁。

初诊：2021年10月4日。

现病史：脱发，痛经。

查：舌淡红、舌尖红点，脉弦浮。

方剂：柴胡桂枝汤加制附片30g、仙鹤草120g。

剂量：4剂。

方组：制附片30g（捣），柴胡60g，制半夏20g，黄芩20g，党参20g，炙甘草20g，桂枝20g，赤芍20g，仙鹤草120g，生姜20g（切），大枣6枚（掰）。

煎服方法：加冷水2000mL，泡40分钟以上（泡透），大火煮开，小火再煮40分钟，去渣，余下600mL，分三次一天热服。

禁忌：牛奶、酸奶、饮料、绿豆、绿豆芽、辛辣、生冷、寒凉、猪肉等制品。

复诊：2021年10月8日。

查：舌脉同前。

方剂：续方4剂。

反馈：2021年10月13日，家属代述，脱发近愈。

按：豆蔻年华，正是阳光灿烂的岁月。唐代大诗人杜牧诗云：娉娉袅袅十三余，豆蔻梢头二月初。

多么美好的岁月！然脱发、痛经，犹如雾霾一般让明朗的天空失去了应有的光彩。

且观脉证吧。

舌淡红，根基尚好；尖红点，乃为郁结之象。青春期，或许会有一丝丝的困惑，是以心有千千结，这也是少阳证产生的体质基础。再看脉——弦而且浮，太少两感之征也。痛经，此时不过是“支节烦疼”“心腹卒中痛”之一耳。脱发，肾主骨生髓，其华在发。脱发者，肾气为寒所伤，发为血之余，而汗血同源，此体质基础。脱发视为汗出亦无不可，则加制附片以固肾气、温肾阳。

药服7剂，胃气来复，而脱发自止矣。

许多人面对脱发，心先疑问：脱发何解，何以治之？患者面对此类问题甚是烦恼，多半都在无奈之下放弃治疗，抑或选择植发、生发，殊不知其根本不固，亦何言哉？

医者面对此类问题时，当不可自乱方寸。见症治症而不顾根本，或不从整体出发，其效甚微者多矣。如同山丘植被不茂盛者，若单论种植，不考虑其水分、气候、环境、土壤之养分，则得之寡矣。笔者临证关注的是整体，皆从仲圣论中总纲之脉、证、治综合出发，其效多良。诸如桂枝加龙骨牡蛎汤、桂枝加厚朴杏子汤、柴胡桂枝干姜汤、奔豚汤、乌梅丸（汤）、真武汤，抑或本方证者均从方证着眼，不受“脱发”之名所限，而脱发获愈者众多。

第96案　每日腹泻9次的患者

患者：李某。

性别：男。

年龄：57岁。

初诊：2021年10月7日。

现病史：乏力，纳差，腹泻，夜泻3次、昼泻6次，遇凉加重，喝凉水加重，便前腹痛，劳作背沉，小便不利，心脏病，高血压，糖尿病，高血脂。

查：舌淡红、苔薄白，脉弦浮。

方剂：柴胡桂枝汤加制附片 30g、仙鹤草 60g（白芍方）。

剂量：4 剂。

方组：制附片 30g（捣），柴胡 60g，制半夏 20g，黄芩 20g，党参 20g，炙甘草 20g，桂枝 20g，白芍 20g，仙鹤草 60g，生姜 20g（切），大枣 6 枚（掰）。

煎服方法：加冷水 2000mL，泡 40 分钟以上（泡透），大火煮开，小火再煮 40 分钟，去渣，余下 600mL，分三次一天热服，服后啜热稀粥，以令小汗。

禁忌：牛奶、酸奶、饮料、绿豆、绿豆芽、辛辣、生冷、寒凉、猪肉等制品。

复诊：2021 年 10 月 12 日，不腹泻了，夜不大便了，昼亦安，腹不痛了，纳增，乏力减，仍肠鸣，头晕。

查：舌淡红、苔厚腻，脉弦浮。

方剂：续方 6 剂。

按：每日腹泻 9 次，加之纳差，便前腹痛，劳作背沉，真是人生难以承受之痛。遇凉加重者，畏寒也；其乏力，则为必然者也。为虚？为实？

脉之，则弦浮，参之乏力、纳差，则“为寒所伤”也。是为肠道“流涕”者也。

予以柴胡桂枝汤，辅以午时发其微汗，则邪有出路，诸症冰释矣。

笔者评注至此时，想到元气针灸守护人直隶刘长青先生之放生观念，即采用拔邪之法给邪气以出路，加之元气四五针培补元气，疾病悄然间退去的思想理念，岂不与此汗法一理也？

医圣教诲：服后啜热稀粥发汗，以助药力。当此周身乏力之证，试问，其脾胃、肠道乏力乎？其三焦代谢乏力乎？自然！故而热粥或热水并加热药用之，护其脾胃运化之功，岂不是培补元气之理也？

柴胡桂枝汤当属太少两感之方，外解风寒、内调运化。枢机一转，寒邪即顺出路而走，疾病荡然无存矣。

又按：赤 / 白芍之用，临证中多以看得见的大便干 / 稀为参考标准。大便偏干者多选用赤芍，大便偏稀者多选用白芍。至于两者药性自是不同，然临证参考使用增效良多。当然，或有一疑问，同一方证者，何以出现有大便偏干者，亦有大便偏稀者？两种极端均有出现，谓之何解？实属枢机不利，寒至则“流涕”，寒伤则“乏力”是也。

第 97 案　哮喘 8 年的患者

患者：王某。

性别：女。

年龄：53 岁。

初诊：2021 年 10 月 22 日。

现病史：乏力，头蒙、头痛无定处，醒后汗出，心悸。

查：舌淡红、苔厚腻，脉弦浮。

方剂：柴胡桂枝汤加制附片 30g、仙鹤草 60g。

剂量：7 剂。

方组：制附片 30g（捣），柴胡 60g，制半夏 20g，黄芩 20g，党参 20g，炙甘草 20g，桂枝 20g，赤芍 20g，仙鹤草 60g，生姜 20g（切），大枣 6 枚（掰）。

煎服方法：加冷水 2000mL，泡 40 分钟以上（泡透），大火煮开，小火再煮 40 分钟，去渣，余下 600mL，分三次一天热服。

禁忌：牛奶、酸奶、饮料、绿豆、绿豆芽、辛辣、生冷、寒凉、猪肉等制品。

复诊：2021 年 10 月 28 日，汗出减轻，心悸已平，仍乏力，头蒙痛，劳作胸闷，自述哮喘已 8 年。

查：舌淡红、苔厚腻，脉弦浮。

方剂：柴胡桂枝汤加制附片 30g、仙鹤草 60g、厚朴 30g、杏仁 20g。

剂量：14剂。

方组：制附片30g（捣），柴胡60g，制半夏20g，黄芩20g，党参20g，炙甘草20g，桂枝20g，赤芍20g，仙鹤草60g，厚朴30g，杏仁20g，生姜20g（切），大枣6枚（掰）。

煎服方法：加冷水2000mL，泡40分钟以上（泡透），大火煮开，小火再煮40分钟，去渣，余下600mL，分三次一天热服。

禁忌：牛奶、酸奶、饮料、绿豆、绿豆芽、辛辣、生冷、寒凉、猪肉等制品。

复诊：2021年11月15日，哮喘大减，胸闷减，头好了，眠仍差。

查：舌淡红、苔厚腻，脉弦浮。

方剂：续方7剂。

按：引起哮喘的因素有很多，有遗传、环境、气候、药物、非病原性、心理、呼吸道感染、运动、微量元素缺乏等，众说纷纭。真正的内因是什么？面对同样的情况，有些人出现了哮喘，而有些人则正常，说明还是体质出了问题。此症直抓乏力，头蒙、痛无定处，醒后汗出，心悸之证，为何？

乏力：柴胡桂枝汤典型之证，寒伤而致肌肉收引，久则乏力。

头蒙：目眩者也，抑或头项强是也。

头痛：自是桂枝汤之痛，亦是支节烦疼之证。

醒后汗出：毛孔之“枢机－门轴”开阖不畅也。

哮喘之证，伤寒治法颇多。诸如：桂枝加厚朴杏子汤，小青龙汤，大青龙汤，麻杏石甘汤，小柴胡汤，四逆散，真武汤，奔豚汤，泽漆汤，厚朴麻黄汤，麻黄升麻汤，吴茱萸汤，等等。

总之，方证找准了，一方就有无限的可能。

第98案　重症牛皮癣患者

（此患者的诊治过程略为曲折）

患者：杨某。

性别：男。

年龄：50 岁。

初诊：2018 年 3 月。

现病史：患者是我一个徒弟的亲戚，当时泛发牛皮癣，除头部以外全身皆长，皮损厚如牛皮，以致肢体屈伸皆困难，不能快坐、快站、快卧，全身如穿盔甲，皮肤强硬。一个月消瘦 20 斤，痛苦难耐。我徒弟去看望他时，摸脉时一边切脉一边对其学医的弟弟讲：这脉有点弦紧，有点浮，说明表证未解，要用麻黄开表。开方时却选用了柴胡加龙骨牡蛎汤，感觉方劲儿更大，结果患者服后寸效皆无。其另一亲戚探望患者时，为其病情惊骇，对患者说：你这病这么重，还不赶快去找西医，中医根本不行！此言传到我徒弟耳中，她非常生气，遂电话告于我，情辞激烈："他可以说我不行，但不能说我师父不行；可以说我师父不行，不能说中医不行！"我笑谓之：是骡子是马，要拉出来遛遛才知道，要拿疗效说话。遂嘱其带患者来本院中医科就诊。

查：舌淡红、舌苔厚，脉弦浮，无汗。平素嗜酒，转氨酶高，血压 190/110mmHg。

方剂：柴胡（125g）葛根汤。

剂量：21 剂。

方组：柴胡 125g，制半夏 60g，黄芩 45g，党参 45g，炙甘草 45g，桂枝 45g，赤芍 45g，葛根 60g，麻黄 45g，生姜 45g（切），大枣 12 枚（掰）。

煎服方法：加冷水 3000mL，泡 40 分钟以上（泡透），大火煮开，小火再煮 40 分钟，余下 1200mL，去渣，余下药液再煮 40 分钟，余下 600mL，分三次一天热服。

禁忌：牛奶、酸奶、饮料、绿豆、绿豆芽、辛辣、生冷、寒凉、猪肉等制品。

患者问：要服多长时间？

笔者答：慢性病要改善体质，3 个月一个疗程。

患者遵嘱连服3个月，一身皮疹尽消，血压亦恢复正常。病愈后，到医院抽血检查，原嗜酒引起之肝损伤亦得痊愈。患者的妻子看了化验单，特地对我徒弟说："你姨夫的肝病也好了，你可别告诉他，要不他又喝酒了。"

遂一笑。

按：古书有云：对病欲愈，执方欲加者，谓之下工；临证察机，使药要和者，谓之上工。

其实每位医者都渴望能更好地帮助患者痊愈，笔者常对患者说："您的目标是好病，我的目标是帮您好病，咱们的目标是一致的。"

问题在于：我们怎么能更好地帮助患者？

此例本为表证未解，故发于皮毛而为痂癣。故三阳病有表当先解表为正治。不解表则为逆也。据脉遣方，方才应手取效。

临证可不慎乎？哈哈，我之"笨"徒弟，诊断时探知脉浮、紧弦，亦知是表证未解，处方时却与之大相径庭，何也？盖因治病求效心切，心中无方，手中有方耳。当此时，也盼诸君谨遵仲圣之法：观其脉证，知犯何逆，随证治之。其中半字不可丢也，如此，方可如唐·厉霆《大有诗堂》所言："胸中元自有丘壑，盏里何妨对圣贤。"

第99案　胃癌伴哮喘的顽固患者

患者：夏某。

性别：男。

年龄：70岁。

初诊：2021年10月26日。

现病史：胃癌，哮喘，每日用雾化剂吸入治哮喘，右头部蛇串疮后遗症5年，痒，纳差，大便略干，每当胃中空时胸骨后觉痛、进食方安，眠可，上午乏力。

查：舌淡红、苔厚腻，脉弦浮数。

方剂：柴胡（125g）桂枝汤加仙鹤草 120g、制附片 30g、厚朴 30g、杏仁 20g（半夏 120g 方）。

剂量：3 剂。

方组：制附片 30g（捣），柴胡 125g，半夏 120g，黄芩 45g，党参 45g，炙甘草 45g，桂枝 45g，赤芍 45g，仙鹤草 120g，厚朴 30g，杏仁 20g，生姜 45g（切），大枣 12 枚（掰）。

煎服方法：加冷水 3500mL，泡 40 分钟以上（泡透），大火煮开，小火再煮 40 分钟，余下 1200mL，去渣，余下药液再煮 40 分钟，余下 600mL，分三次一天热服。

禁忌：牛奶、酸奶、饮料、绿豆、绿豆芽、辛辣、生冷、寒凉、猪肉等制品。

复诊：2021 年 10 月 29 日，纳增，乏力减，大便日一行，夜尿 6 次，雾化剂全停了，胃中空时胸骨后隐痛。

查：舌淡红、苔厚腻，脉弦浮数。

方剂：续方 5 剂。

复诊：2021 年 11 月 4 日，家属代述：诸证好转，要求续方 5 剂。

复诊：2021 年 11 月 9 日，乏力减，大便畅，雾化剂再没用过，胃中空时胸骨后不痛了，纳一般。

查：舌淡红、苔厚腻，脉弦浮。

方剂：柴胡（125g）桂枝汤去大枣加牡蛎 60g、制附片 30g、薏苡仁 120g、败酱草 60g（半夏 120g 方）。

方组：制附片 30g（捣），柴胡 125g，半夏 120g，黄芩 45g，党参 45g，炙甘草 45g，桂枝 45g，赤芍 45g，牡蛎 60g，薏苡仁 120g，败酱草 60g，生姜 45g（切）。

煎服方法：加冷水 3500mL，泡 40 分钟以上（泡透），大火煮开，小火再煮 40 分钟，余下 1200mL，去渣，余下药液再煮 40 分钟，余下 600mL，分三次一天热服。

禁忌：牛奶、酸奶、饮料、绿豆、绿豆芽、辛辣、生冷、寒凉、猪肉

等制品。

复诊：2021年11月16日，纳好，身力好，大便畅，右半头部蛇串疮后遗症的痒消失，视力略弱，夜尿略频，右踝略肿，胫肤干。

查：舌淡红、苔厚腻，右脉浮。

方剂：猪苓汤（30g方）。

剂量：7剂。

方组：猪苓30g，茯苓30g，泽泻30g，阿胶30g（单包），滑石30g。

煎服方法：加冷水1400mL，泡40分钟（泡透），大火煮开，小火再煮40分钟，余下400mL，去渣，阿胶微火烊化搅拌均匀，分三次兑入温服。

禁忌：牛奶、酸奶、饮料、绿豆、绿豆芽、辛辣、生冷、寒凉、猪肉等制品。

复诊：2021年11月26日，自述纳好了，能吃3大碗饭，能干重活，在家担水、浇地、种菜。夜尿原来6次，现在夜尿2～3次，大便日一行，不五更泻了，眠好，患者坚称无病，不要服药。其子坚持让患者再服药，两人争执到最后，患者同意再取5剂药，其子坚持让开7剂。

查：舌淡红、苔厚腻，右脉浮。

方剂：续方7剂，猪苓汤（30g方）。

患者初诊时，即被告知忌猪肉制品，患者今见诸症均好，询问可吃猪肉否？

答之，不能，患者悻悻而去。

复诊：2022年1月13日，其子述：患者在家屡欲吃猪肉，并曾于某日独自来本院中医科门诊询问能吃猪肉否。适逢笔者周日休息，悻悻而归。乃告之：不是我不让您吃猪肉，也不是我开的药不能吃猪肉，而是您的病不宜吃猪肉，吃了病情易于加重，这是多年来反复观察到的教训。

其子代述：今日嗜睡，稠食吞咽后伴有打嗝儿，稠饭兑茶吞咽方顺，大便日一行，小便可。

查：舌淡红、苔厚腻，脉弦浮略数。

知为旧有宿疾，新得外感。

方剂：柴胡（125g）桂枝汤加制附片30g、仙鹤草120g、厚朴30g、杏仁20g（半夏方）。

方组：制附片30g（捣），柴胡125g，半夏60g，黄芩45g，党参45g，炙甘草45g，桂枝45g，赤芍45g，仙鹤草120g，厚朴30g，杏仁20g，生姜45g（切），大枣12枚（掰）。

煎服方法：加冷水3500mL，泡40分钟以上（泡透），大火煮开，小火再煮40分钟，余下1200mL，去渣，余下药液再煮40分钟，余下600mL，分三次一天热服。

禁忌：牛奶、酸奶、饮料、绿豆、绿豆芽、辛辣、生冷、寒凉、猪肉等制品。

复诊：2022年1月19日，吞咽稠食亦不打嗝儿，稠饭下咽，不用兑茶了，小便夜4次、昼安，大便可，腰痛，早睡早起。

查：舌淡红、苔厚腻，脉弦浮。

方剂：续方5剂。

按：胃癌、哮喘、蛇串疮后遗症，哪一个病症都让患者备受煎熬。即使是乍看不足挂齿的蛇串疮，其后遗之痒痛不适也已迁延近5年之久了，更遑论要每天吸入雾化剂的哮喘，每天都用疼痛提醒患者自己是个胃癌患者……

对于生命而言，吃得下，睡得着，拉得出，谓之“三好”。对于患者而言，除了眠尚可外，其他的都是奢望。

然，四诊合参，病虽重，方证吻合于柴胡桂枝汤，因为病情较重。生死关头，命悬一线，径遣原量方。这里性命攸关，不敢以小剂量试错。鲤鱼跳龙门，跳过了就是龙，跳不过，就是摔得遍体鳞伤的鱼。

因为是“喘家”，故取桂枝加厚朴杏仁汤。《伤寒论》第18条：**喘家，作桂枝汤，加厚朴杏子，佳。**方、量俱合，遂有桴鼓之效。三七之日，诸症近愈，患者劳作自如，是为一得。

及至新年，外感引动宿疾，宿恙微现，审视脉证，仍为上方。而知其病虽多，体质一也，方证同前者，体质病也。再遣柴桂原方量，取效依然。其犹如常山赵子龙，于百万军中，径取上将首级耳。

扎根千年的古方，有着人所不知道的力量。

笔者常言：诊断时简单的问题复杂化；治疗时复杂的问题简单化。此何谓也？医者面对患者诊断时，即令一常见之感冒，也要从饮食、睡眠、大小便、出汗情况、冷热情况等一一了解清楚，医者更要探知脉象、舌苔、手之凉热，必要时还要进一步腹诊，抑或感知其胫骨之冷热、浮肿之状等。治疗时，面对繁多之主诉、多发之症状，纵使百般变化，亦从方证处直取适方。所谓四两拨千斤，千斤力在后也。笔者多年临证遵仲圣之法，深知《伤寒杂病论》诸方，方方皆是秘方，方方皆有不可挪移之固，方方皆有回天之力。

谈及此处，有一趣谈，诸君听之，或有启发。曾听湖南一师友言：一日遇一患者，诊断时，患者表述大小便正常，但根据舌、脉之证觉其大小便应有异常。乃追问之，患者遂答：大便一日 4 ～ 5 次稀便，小便夜尿多次，并总结一句："我多年来一直都是这个状态。"自我认为自然是正常状态。由是而知，有时病患之理解正常并非常规之正常，医者诊病应注重于细节，如若不然，当差之毫厘，谬以千里也。所谓细节决定成败，临床中应多多关注！

注：茶，南阳方言中所言之茶有热水之意。

第 100 案　咳至意识丧失的癌症患者

患者：聂某。

性别：男。

年龄：61 岁。

初诊：2019 年 4 月 29 日。

现病史：左肺癌，咳月余，每咳重时意识丧失而碗扔地上已十几次了，过一会儿方恢复意识。肝右叶占位，高血压，眠差，纳可，二便可。

查：舌淡红、苔厚腻，脉弦浮。

方剂：柴胡桂枝汤加附片 30g。

剂量：10 剂。

方组：制附片 30g（捣），柴胡 60g，制半夏 20g，黄芩 20g，党参 20g，炙甘草 20g，桂枝 20g，赤芍 20g，生姜 20g（切），大枣 6 枚（掰）。

煎服方法：加冷水 1400mL，泡 40 分钟以上（泡透），大火煮开，小火再煮 40 分钟，去渣，余下 600mL，分三次一天热服。

禁忌：牛奶、酸奶、饮料、绿豆、绿豆芽、辛辣、生冷、寒凉、猪肉等制品。

复诊：2019 年 5 月 9 日，痰比前减，唾能吐出了，原来吐不出。服药后再没出现扔碗现象。左股痛。

查：舌淡红、苔厚腻，脉弦浮，指烫。

方剂：柴胡桂枝汤加制附片 30g、厚朴 30g、杏仁 20g。

剂量：14 剂。

方组：制附片 30g（捣），柴胡 60g，制半夏 20g，黄芩 20g，党参 20g，炙甘草 20g，桂枝 20g，赤芍 20g，厚朴 30g，杏仁 20g，生姜 20g（切），大枣 6 枚（掰）。

煎服方法：加冷水 2000mL，泡 40 分钟以上（泡透），大火煮开，小火再煮 40 分钟，去渣，余下 600mL，分三次一天热服。

禁忌：牛奶、酸奶、饮料、绿豆、绿豆芽、辛辣、生冷、寒凉、猪肉等制品。

按：此例肺癌肝转移，病情危重，患者最大的痛苦在于其导致意识丧失的剧咳，屡屡病发。家人惊惧而苦无良策，走投无路时，才想起转求中医。

治咳耶？治癌耶？常路已让患者失望者屡也，不须试错。

仲圣先师临证指示：观其脉证，知犯何逆，随证治之。径查脉证，合于柴胡桂枝汤证，乃遣方焉。

药后患者最痛苦之症已平。再观脉证，随证治之。

中医不治病，人好了，病乃不存。师曰：皮之不存，毛将安附焉？

笔者也常说：救命的方子不保守，我们要让患者有质量、有尊严地活着，能够更好地融入社会生活当中。

大病、难病的患者一旦丧失生活自理能力，一则自己无法再参与社会活动，二则要有家人时刻陪伴照料，以至于最后患者在无奈中离开。仲圣经方之用，在疑难大病上，至少可以做到：减轻痛苦、改善症状、延长存活。当然，治疗中从指标检测上和患者自我体感上来说，大病、难病治愈者也不可胜数。

附录

天下大事必作于细

涂华新弟子眼中的“原方　原量　原煎法　原服法”

本书中吾师涂华新先生为何在脉、证、治、方、药、量、煎、服、忌、注意事项上均详细罗列？盖因细节决定成败耳。意在提醒医林同道，在临证中要盯准细节，远不是方子开好就万事大吉了。

一个电灯想要发光，其电源、线路、开关、灯具均为重中之重，其中任何一个环节的疏忽均有可能造成电灯无法发光。故而涂华新先生不厌其烦地在每方中皆谈细节，意在告诉大家：天下大事必作于细。

吾师涂华新先生在大量的临证中遇到过多例因细节不到位而使本方乏效的情况，概述归类，以与医林同道共勉之。后面几则为吾本人之经验教训，一并分享于同道。

（一）本方复煎二遍而服者

尝记，唐河县一阿姨来先生处就诊，多年之宿疾辗转多处不愈而甚是苦恼，后求诊于吾师涂华新先生处，先生观其脉证：脉弦浮、厚衣、口苦、身痛、乏力、不能劳作、失眠、微汗，遂遣方柴胡桂枝汤 7 剂，并详细交代煎服方法及禁忌，患者遂归。

一周后复诊，阿姨描述服药后经过后，先生甚觉患者才是医生的老师啊。阿姨言：回去第一日，照法煎服，一日一剂，当日即觉轻松，如病去八九。第二日再次熬药，心中暗想，如此好的药，只熬一次就扔掉，太可惜了，何不再熬一遍来服，岂不更好？于是，便在自己的授意之下，把第二剂药又熬一遍，服之，自觉占了很大的便宜。孰料，结果并非自己预想，服后便觉周身不适，甚是难受。好在阿姨善于思考，思之：第一剂药照法煎服，服完何以良效？第二剂自作主张，服完何以不适？难道是不遵医嘱所致？于是，阿姨再遵医嘱，服第三剂，再获良效。如此，7剂服完，自觉病已去也。遂来复诊，以作巩固。

（二）误食药渣中大枣者

一日，一大娘来中医科，挂了涂华新先生的号，在众人面前跃跃欲言，直至排号到她，乃羞言之：周身泛发皮疹，何解？先生问之缘由，方说：上周在此诊病，服药后各方面均好转，服至第5剂时，突然发现药渣里面的大枣油光发亮，加之服药后胃口大好，顿时来了想法，便把其中的大枣尽数吃完。谁料，大枣吃后，周身痒甚，随即起了皮疹。便来问问，缘何至此。涂华新先生听后，一笑，对言之：你不是第一个出现这种情况的人，回去把剩余的两剂药照法煎服，不吃大枣就好了。

数日后，又见大娘偕孙儿诊病，笑曰：以后再也不贪吃不该吃的东西了。

（三）自行购劣药者

在涂华新先生处侍诊时，曾听闻一患者前来复诊言：本次效果不好。先生便查询处方记录，发现此患者乃数月前来诊，曾处5剂柴胡桂枝汤而归，现已过去多日。遂问：共服了几剂药？患者答曰：吃了一个多月。先生闻言，便知必有他种缘由。后患者自言：因其住在药材市场附近，5剂药服完身体轻松，便自购药材数十剂，可越服越无效果。最后自知药材问题，又期待病好，遂来复诊，但又怕说出缘由，惹得医生生气。先生闻言，一笑道：你非第一个吃螃蟹的人，内蒙古有一患者，双下肢水肿，曾来我处求诊，处方7剂，水肿近消，患者觉得如此良方应多服几日，于是在网上购药数剂，服用后不但无效，反觉身体不适。后又来取药，同方同药，服之甚良。

（四）煎药复加冷水者

曾记一禹州患者来诊，涂华新先生处方并交代煎服及禁忌。过几日，患者来电言：服药后不适。先生问其缘由，在电话中也未能言清，遂安排其到当地一师友处再诊。后才知晓，其携药回家后交由家属熬药，家属在熬药时没有注意时间，一剂药即将熬干，自觉再加冷水续熬应无大碍，谁知服用后竟觉不适。师友了解详情后，让其照医嘱煎服余药，后反馈道，药服完又在师友处续服数剂，诸症皆愈。

无不感叹，岂非辨证、方药不对乎？

（五）不遵禁忌者

涂华新先生老家有一老伯，患食管癌，医院已不治，在无奈之下求诊于中医。危难之际受命，先生给予诊治，果然恢复如常已多年。在此期间，一直谨遵忌口，未曾吃寒凉之品、绿豆、猪肉等。一日，村内一家置办酒席。席罢，儿媳想起公公在家，多年不食猪肉，如此好菜，带回些肘子给公公改善一下生活。公公见此食物，感叹道：儿子不如儿媳好呀！岂料食后便觉不适，几日间不能进食。后又经先生遣方桂枝人参汤调理，方得安康。忌口之要，岂不重哉？

后先生又讲起多例：一老伯吃了卤猪肉汤卤的鸡腿而引起脾胃不适；一阿姨吃绿豆凉粉后引起胸闷不适；一姑娘因食冷饮而引发痛经；一小孩儿吃雪糕后引起发烧咳嗽。

言曰：非是寒凉诸物不可食也，盖因体质本为虚寒而不可雪上加霜耳。

（六）药服凉热之差异

唐河县一女孩儿，来诊时咳嗽多日不愈，共在涂华新先生处就诊两次。按说咳嗽小病在先生处一次处方便愈，缘何来诊两次？且听我讲此趣事。

第一次来诊，先生处方5剂。药服完复诊，略微好转，复又处方7剂。二诊服至第三剂，此女面带笑容来到诊室汇报自己服药经历，想给医生一个惊喜。由于怕闻中药味，前7剂药熬好后均是放凉后一口气喝下。喝到第八剂药的时候，你猜怎么着？由于自己赶着时间出去办事，于是在药还烫嘴的情况下，边吹边喝，喝了几口，便匆匆出门，谁知就这几口药，病安然而退，还问先生说：你说神奇不？

先生一笑。

（七）原方原量之重，关乎生死

曾听涂华新先生回忆，河北一名白血病患者是个小女孩儿，曾在全国各地求诊乏效，后来诊治。初始时，先生予柴胡加龙骨牡蛎汤原方原量初见成效。后小女孩儿发热，证见太少两感，遂更方柴胡桂枝各半汤，孰料，轻剂乏效，蚍蜉安可撼大树？患者家属逐渐失去信心，先生也倍感伤。

后再遇此类病况，符合柴胡桂枝汤方证时，先生直取原量方，均获良效，方知量未达也！其后，先生偶见其发朋友圈，小女孩儿仍在化疗，与病魔抗争，先生遂生怜爱之心，联系其并表示可以免费为其诊治。奈何其已丧失信心！痛夫，其量关乎生死否？

包括五苓散（汤）之轻剂、柴胡加龙骨牡蛎汤之轻剂、猪苓汤之轻剂，并非不可愈病，而是不可以愈大病、难病、危病耳！譬如牛肉汤者，料物尽足者，君饮一碗，即觉乎美味，反之则如清汤寡水，食之乏味，弃之可惜矣！

先生常言：并非我们非要用这个量，然医圣所述使然，此量可快速愈疾，可救命矣！

同仁堂有句话，何为同仁？可以养生、可以济人者，唯医药为最！岂不然哉？

（八）未放生姜、大枣者

某年夏日，恰逢周末，吾之朋友感冒，恶寒、发热、口苦、口干、微汗，遂煎柴胡桂枝各半汤予之。药熬至将成，却发现快成的汤药未放生姜、大枣。心想少了这些，应无关大碍，径拿至朋友处服用。谁知朋友服后病情加重，发热更甚，清涕长流。吾乃思之，马虎所致也。遂又取本方，特别注意放上生姜20g、大枣6枚（掰开），服后一剂而愈。慨叹：方中一味，值千金乎？

（九）原量方未去渣重煎者

常言道：医者不自治。非也，我辈自跟涂华新先生学习至今，大小之病均自医之，且效如桴鼓。某日，偶得风寒，自辨为柴胡桂枝汤方证。遂处原量方，熬药之事便交予家人。下班后回家，药已熬成，饭后即热服之。可服后便觉腹痛，伴有呕感，乃问熬药之经过，方知家人觉得去渣与不去渣甚无差别，便无此过程。此下心中便已明了，于是，自己又重新煎煮1剂。在此过程中，心中也有一疑惑：去渣重煎与否，到底有何差异？在自己复煎的过程中留心观察，发现去药渣后，单煎药液至沸腾后约5分钟，药液便伴发大量小气泡。药液熬好后甚是黏稠，服用有甜感，与一道而成的药液截然不同。虽未经科学分析其成分差异，却知其中必含奥妙。当晚药如烫嘴般服完，躺下微似出汗，睡前已觉病去。

又一日，听闻一同事腹痛，问其缘由，言：昨晚服了柴胡桂枝干姜汤，即觉腹痛至今。问其煎药过程，原来是7剂半量方在药店用煎药机煎成的。我想，7剂虽为半量，但加在一起，岂非柴胡已过汉时半斤？当需去渣重煎方可。我对此已有经验，便告诉他：回去后把两袋药放在一起，再小火煎至200mL，服用即可。次日闻言，非但没有不舒服，且身体顿觉轻松。问我为何？去渣重煎耳！同事恍然大悟。

（十）啜热稀粥兼论发汗之重要性

吾曾尝试理解啜热稀粥之含义。一次回南阳老家，见家人喝粥、喝热茶均要先吹一吹，然后喝一点点，并在此间发出声音。我也学之，虽是喝一点点，却是畅快淋漓，有微汗出感。猛然想到，这种样子不就是“啜”吗？这也是服药为什么要有烫嘴般感觉的原由吧！同样也是服药后啜热稀粥发汗的原因吧！

后在跟随涂华新先生临证学习时才发现，先生时常交代患者，服药后发汗、先其时服药并发汗等。在先生处听到一退休老先生的总结，甚为得当：服药后发汗一次，比服药一周不发汗的效果还要好。

我试之信然，不知君信否？

常与师友沟通：为何要发汗？或为何要啜热稀粥发汗？缘是本方证患者周身乏力，然其脾胃乏力乎？亦然。以温热之稀粥助推脾胃运化之功，则药力尽布周身矣。师友听之用之，果然增效！

（十一）小促期间之良效

一日，家父来电，自觉胸胁下有一肿块，不能弯腰做事，怕冷，口苦。吾觉诧异，应是柴胡桂枝汤方证。可是，近一周余，家父却说自己一直在服柴胡桂枝汤调理身体。遂归家为其诊断，并与涂华新先生沟通病情，吾师据脉证分析，确属柴胡桂枝汤无疑。乃知未小促其间耳，于是，取药3剂。归家后我亲自熬药，一日内每隔一小时喝一顿，并间或喝热稀粥，以令小汗，至晚上睡觉前共服3剂。其间解大便两次，次日病退身安。

后思之：医圣所论，句句真言！

（十二）趣谈熬药余一口而服取效者

前几日，我在沙发上躺着，不觉间已到天亮，醒来即觉不适，鼻塞，低头一侧鼻腔黄水即滴，一侧咬肌痛至不能张口，口苦。直至傍晚仍不缓解，遂取家中常备柴胡桂枝汤煎服。药在火上，来一电话，不觉间时间过去，忽然想到，药仍在煎煮，去看时，已经快要熬干，倒出药液发现，仅余一口。病在身上，犹豫不得，于是趁热一口喝下，上床睡觉。躺下后即觉上身汗出，随即全身微汗，汗后自觉身轻。再尝试张嘴，已无不适，再尝试深呼吸，已无鼻塞。当下感叹：病去之快，如汤沃雪矣！

不知诸君在临证中是否也有此等困惑？临证中辨证、用方固然重要，然其中药材质量、煎服方法及禁忌亦重要，也请各位医者以此为启发，从而使我们的临证疗效日日精进、更上层楼。

（注：本书中所述为医家之言，且为专业人士互相探讨所用，一般人士不可生搬硬套盲目使用，具体治病须遵医嘱）

弟子　仲德

癸卯年仲春

涂华新经典语录（摘录）

❶《伤寒论》条文不仅要阅读，也要“悦”读，更应该慢“悦”读。

❷ 用经方要擅于抓“证眼”，就像抓住牵牛鼻子的绳，牛自然就跟着出来了。

❸ 会开车是本事，会踩刹车更是本事。

❹ 经方就是经验之方，经得起反复验证、复制的方子，任何人照着用、用对了都管用的方子。

❺ 医圣治病原则：保胃气，护阳气，固肾气，存津液。

❻ 病好得快就省钱，病好得慢就花钱。重病还需原方治。

❼ 疑难病，找仲圣。碰到治不了的病，就再仔细阅读《伤寒杂病论》。

❽ 中医不治“病”，是治“人”。身体调理平衡了，阳气补起来了，病就好了。

❾ 最小的善行比最大的善念大。

❿ 麻黄、细辛、附片，让中医医生又“爱”又“恨”。

⓫ 对待经方和患者：你尊敬他，他就尊敬你，你不喜欢他，他就不喜欢你，作用力等于反作用力。

⓬ 数十年来，治脑中风如漫漫长夜而不识续命汤、柴胡加龙牡汤，真是身在经方宝山而不识宝。

⓭ 诊断要明确，治疗要准确。

⓮ 经方不但对常见病有显著的疗效，对疑难杂症更有超强的效果。

⓯ 找到解决临床问题的办法，就在《伤寒论》里——“疑难病，找

仲圣”。

⑯ 诊断时简单的问题复杂化；治疗时复杂的问题简单化。

⑰ 诊断时，你要心中有方，治疗时才能一击而中。

⑱ 方证不同，用方也不同。方证鉴别，你清楚吗？

⑲ 经方就是经验方，经过历代先贤验证的、我们临床验证的、万千学习过的师友验证的，包括一系列症候群、信息群组成的方剂。

⑳ 经方就是经典方，不可挪移之方。

㉑ 辨证，就是对临证要进行鉴别诊断，对于患者的体质状态要摸脉，脉分虚实，有力为实，无力为虚。浮沉迟数，脉浮脉位表浅，如水漂木，轻取即得；脉沉如石沉底……脉对应的症候群不同，所用的方药亦有不同。

㉒ “小”到癌症，“大”到感冒。

㉓ 不懂南阳方言，误读医圣千年。当读不懂《伤寒论》时，可以从南阳方言找到思路。

㉔ 作为医生，跟患者提前做的是沟通，事后做的是掩饰。沟通很重要。

㉕ 我们不缺患者，缺的是治疗患者的本事。你找到了解决常见病的方法，再提升一下就可以解决疑难杂症，你在当地的名气就出去了。

㉖ 诊断要落到实处，首先对患者的体质要有区分，对于热证、寒证、阳虚、阴虚、气虚、血虚的症状要把握住。

㉗ 经方用好了，就是“我们”的；经方用不好了，还是医圣先师的。

后记

一个层次一重天

我们作为医生，面对患者的时候，要眼中无病，手中无方，要目中有人（整体），心中有方（人体质的缩影——方证）。这样，才能跳出见病治病、见症治症的浅层思维，而遵从仲圣先师的教导，以人为本，观其脉证，随证治之。

当今之世，常有人感叹：人皆不信中医之效。也有人感叹言：中医只可作调理之用，无救治疑难之功。非是众人不信中医之效，亦非是中医无救治疑难之功，而是圣贤智慧之《伤寒杂病论》广为人知，却不为人识也。假使医者明《伤寒》之理，且信之、遵之、用之，不在不了解全意的基础上妄加猜测、随意度之，则仲圣经方之用必效若桴鼓、如汤沃雪矣。变换角色而思之，若医者遣方每每获此良效，其心中之成就感与自豪感怎样？若患者服药每每获此良效，其对中医之信如何？

涂华新

癸卯年仲春